糖尿病の治療をしている人
血糖値が高めで不安な人、
糖尿病に絶対になりたくない人

いますぐ、

「7秒スクワット」

をはじめましょう。

糖尿病患者は
予備群を合わせると、
約２０００万人。

しかも、糖尿病患者は
年々増えてきています。
厚生労働省の調査によると、
２０１７年時点の
糖尿病の通院患者数は、
約３２９万人。

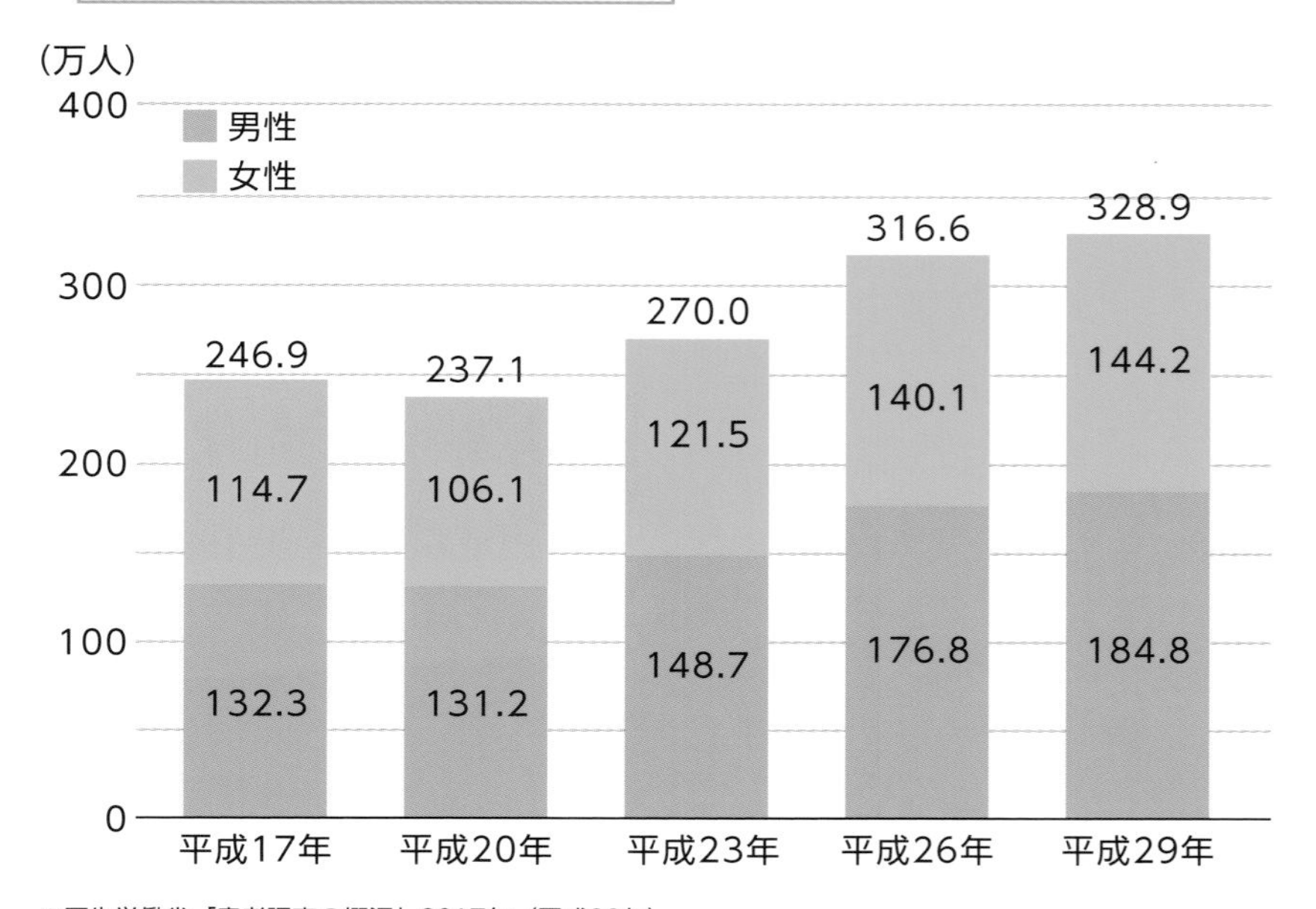

※厚生労働省「患者調査の概況」2017年（平成29年）

糖尿病が怖いのは、

静かに症状が進行することです。

予備群の段階ではほとんど自覚症状がありません。

そして、のどが渇く、トイレが近くなる、

体がだるい、食べているのにやせる

などの症状が現れるようになると、

すでに重症。

そのまま何もしなければ、やがて血管はボロボロ。

神経や目、腎臓(じんぞう)などに合併症を引き起こすことに。

糖尿病とは、簡単にいうと血液のなかの
ブドウ糖が異常に増えている状態のことをいいます。
主な原因は、インスリンというホルモンの働きが悪くなり、
体のあらゆる組織の細胞がブドウ糖を取り込まなくなるというもの。
ところが、健康な人と糖尿病患者の約95％を占める
2型糖尿病の人の体の部位別のブドウ糖の
取り込み率を調べたところ、
驚くべき発見がありました。
なんと、**糖尿病でブドウ糖の取り込み率が悪くなる部位は、**
ほとんどが筋肉だったのです。

健康な人と比べると、
糖尿病患者の筋肉の細胞への
取り込み率は、**半分以下。**

筋肉がブドウ糖を
取り込めなくなることで、
血液のなかにブドウ糖が
あふれてしまっていたのです。
原因は、筋肉を動かす機会が少ないか、
加齢や運動不足などで
筋肉量が落ちているか。

健康な人と２型糖尿病の人の
ブドウ糖の取り込み率

腹部臓器
脂肪組織
筋肉
脳

健康な人　２型糖尿病の人

※DeFronzo RA:Diabetes
37(6):667-687,1988

筋肉の問題なら、筋肉を鍛えれば血糖値は安定するのでは？
その仮定の下で考案したのが、本書で紹介する「7秒スクワット」。
もちろん、高齢の人や肥満気味の人など、
運動が苦手でも安全にできる運動です。
筋肉を鍛えるといっても、目的は血糖値のコントロール。
マッチョな体をつくる必要はなく、
筋肉を効率よく使い、筋肉の量を減らさない程度で十分。

しかも、「7秒スクワット」には**即効性も期待**できます。

というのは、運動後1時間は、

インスリンが働かなくてもブドウ糖を取り込むからです。

インスリンの分泌（ぶんぴつ）が少なくなっていても、

効きが悪くなっていても、

血糖値を下げられるのです。

それでは、「7秒スクワット」を紹介しましょう。

基本の「7秒スクワット」

5秒

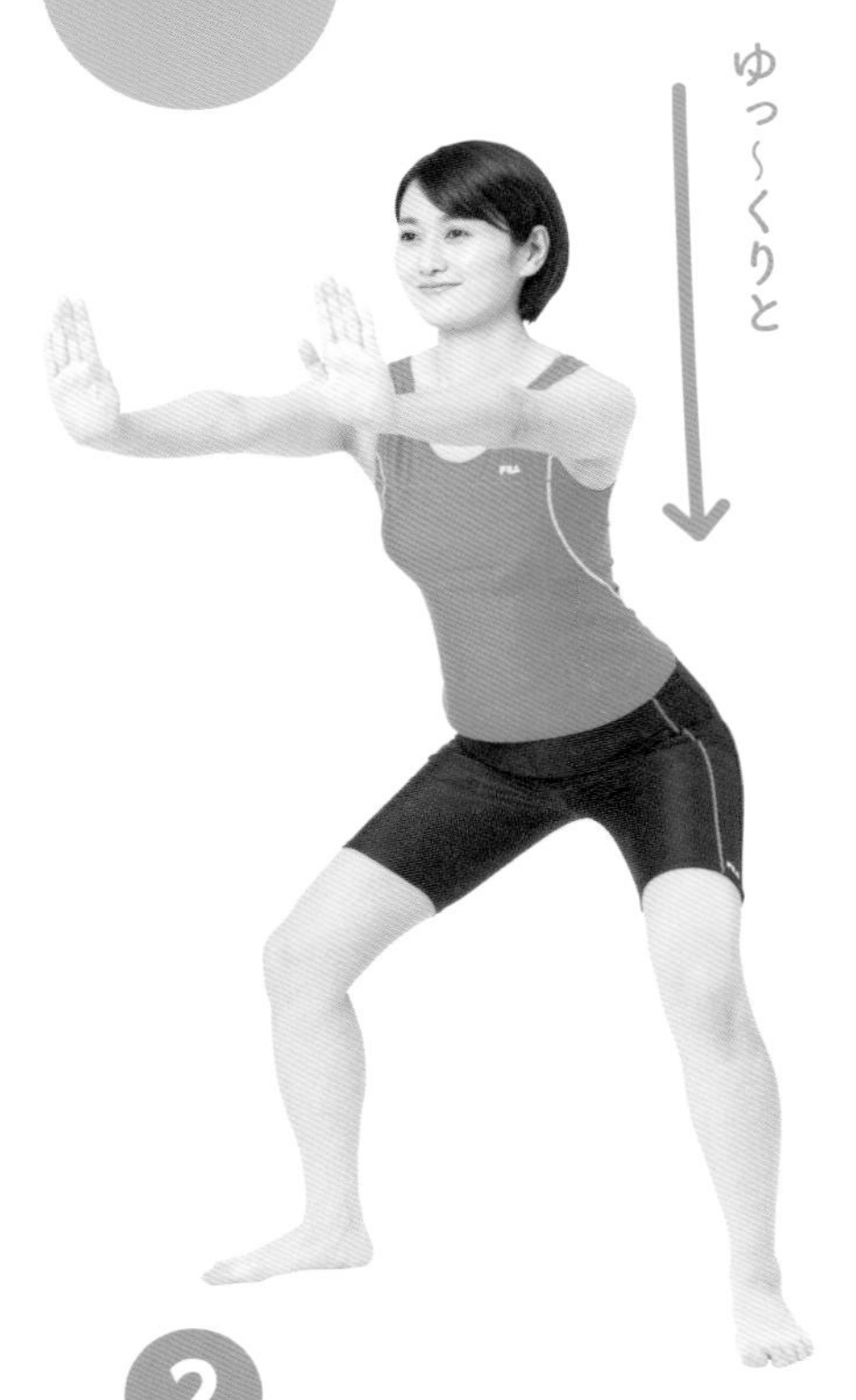

1

両腕をまっすぐ前に出し、両足を肩幅よりも広げて立つ　※うまく動作できないときは、両足をもっと広げる

2

５秒かけて、ゆっくり腰を落としていく

1日3セットを週2回

※①〜④の動作を10回繰り返して1セット。1セットごとに30秒〜1分くらいの休みを入れましょう。

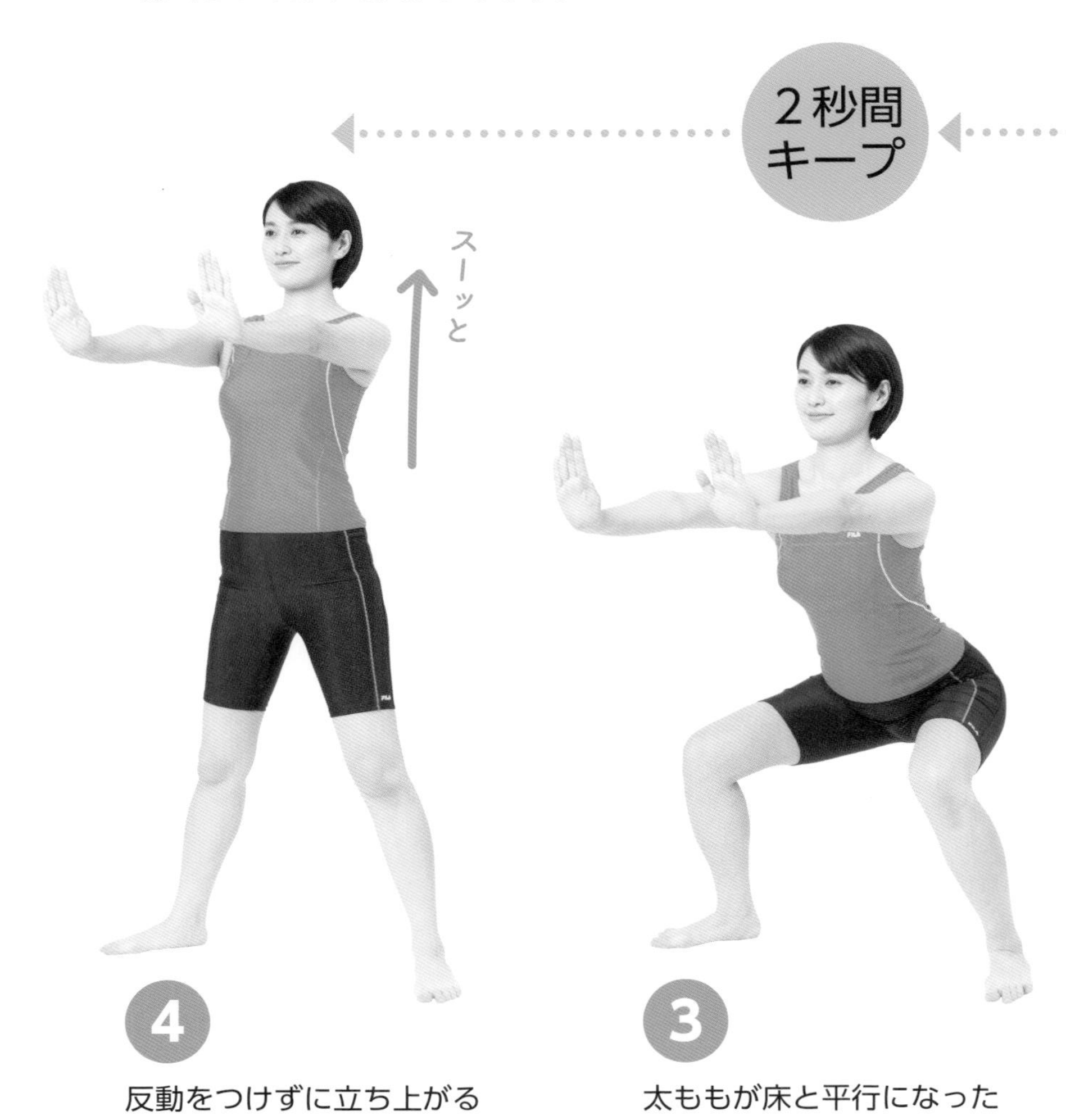

④

反動をつけずに立ち上がる

③

太ももが床と平行になったら静止し、2秒間キープ

※詳細は36ページへ

足腰に自信がない人のための「7秒スクワット」

5秒

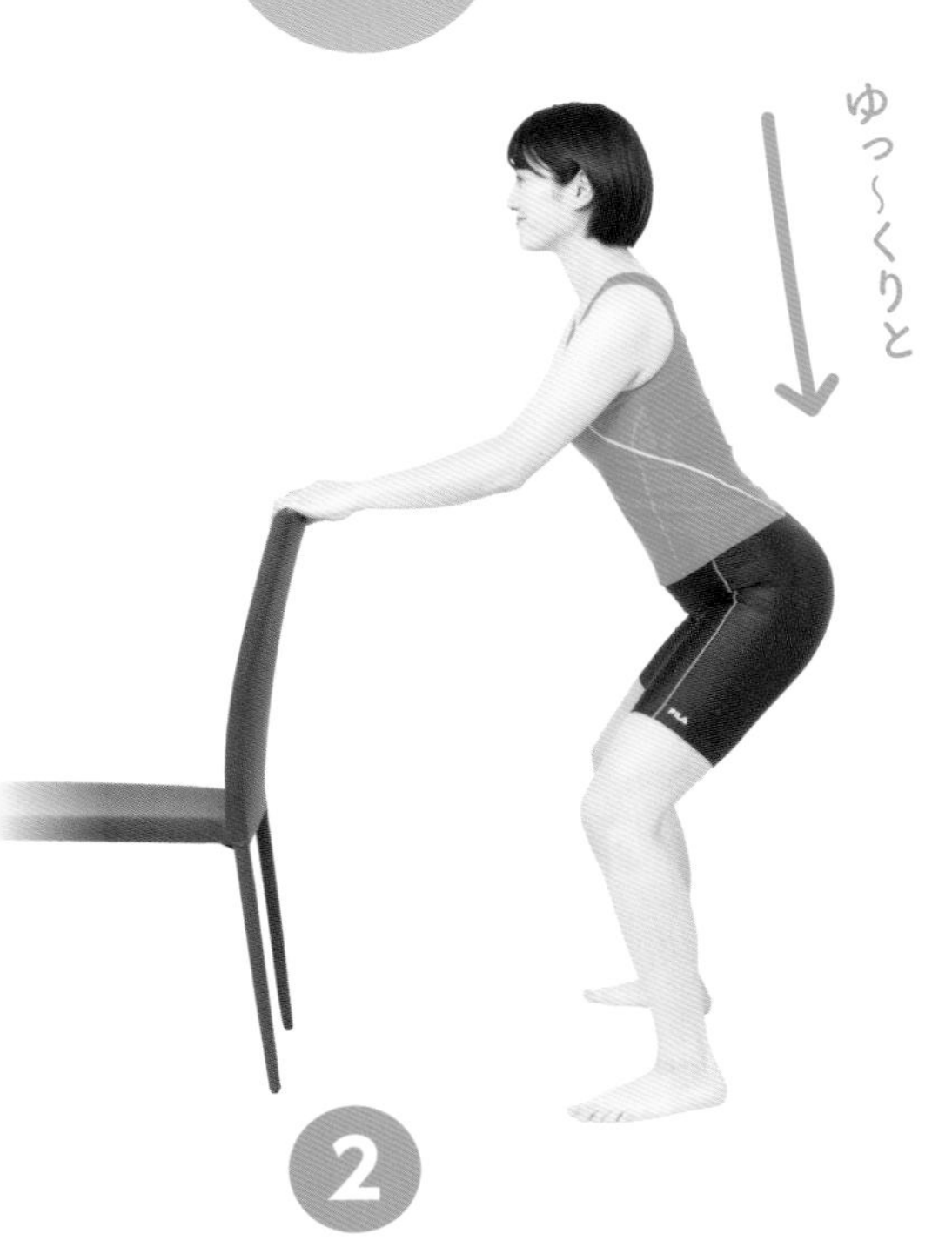

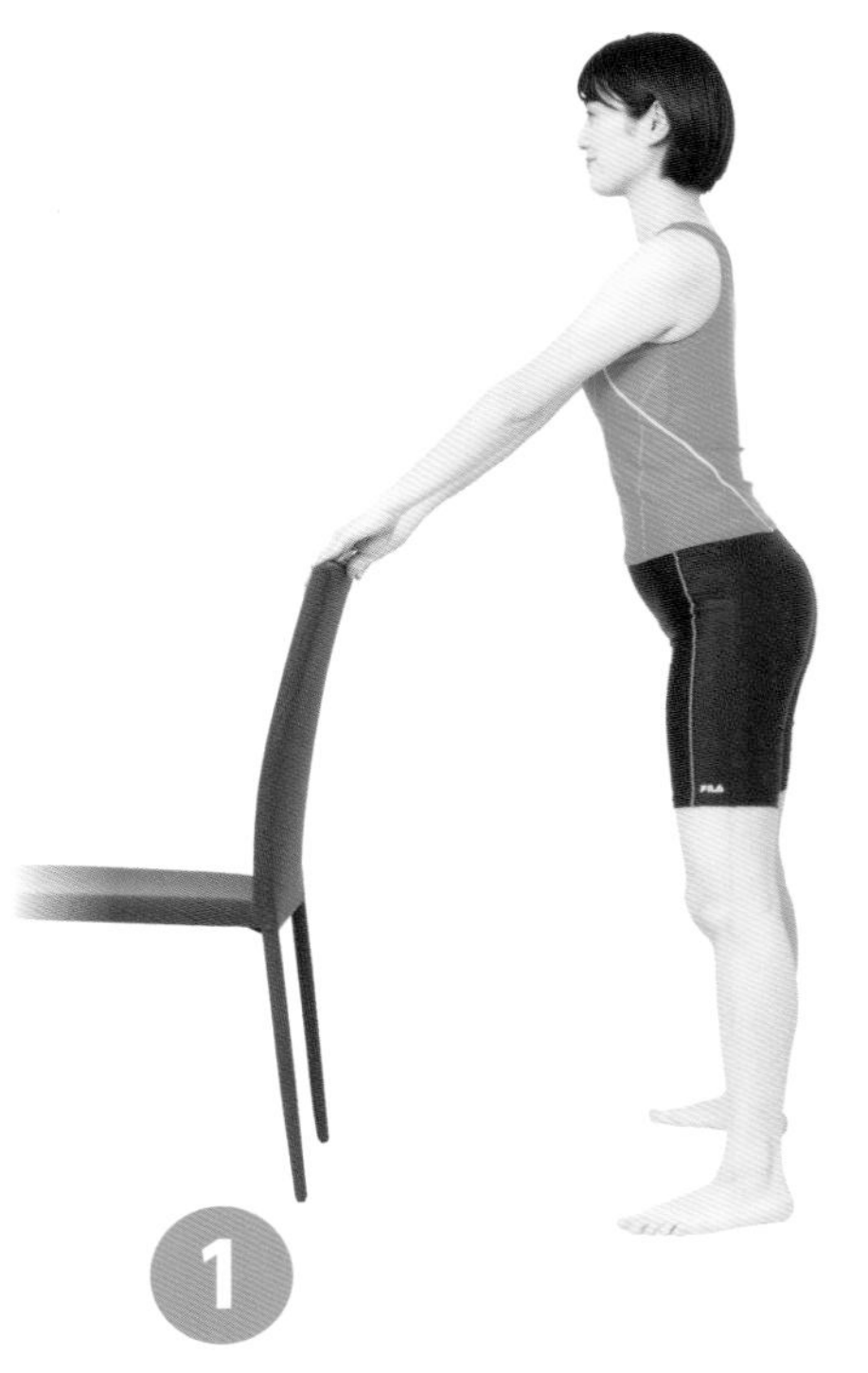

2

５秒かけて、ゆっくり腰を落としていく

1

両腕を前に出してイスの背（または手すりなど）につかまり、両足を肩幅よりも広げて立つ　※うまく動作できないときは、両足をもっと広げる

1日3セットを週2回

※①〜④の動作を10回繰り返して１セット。１セットごとに30秒〜１分くらいの休みを入れましょう。

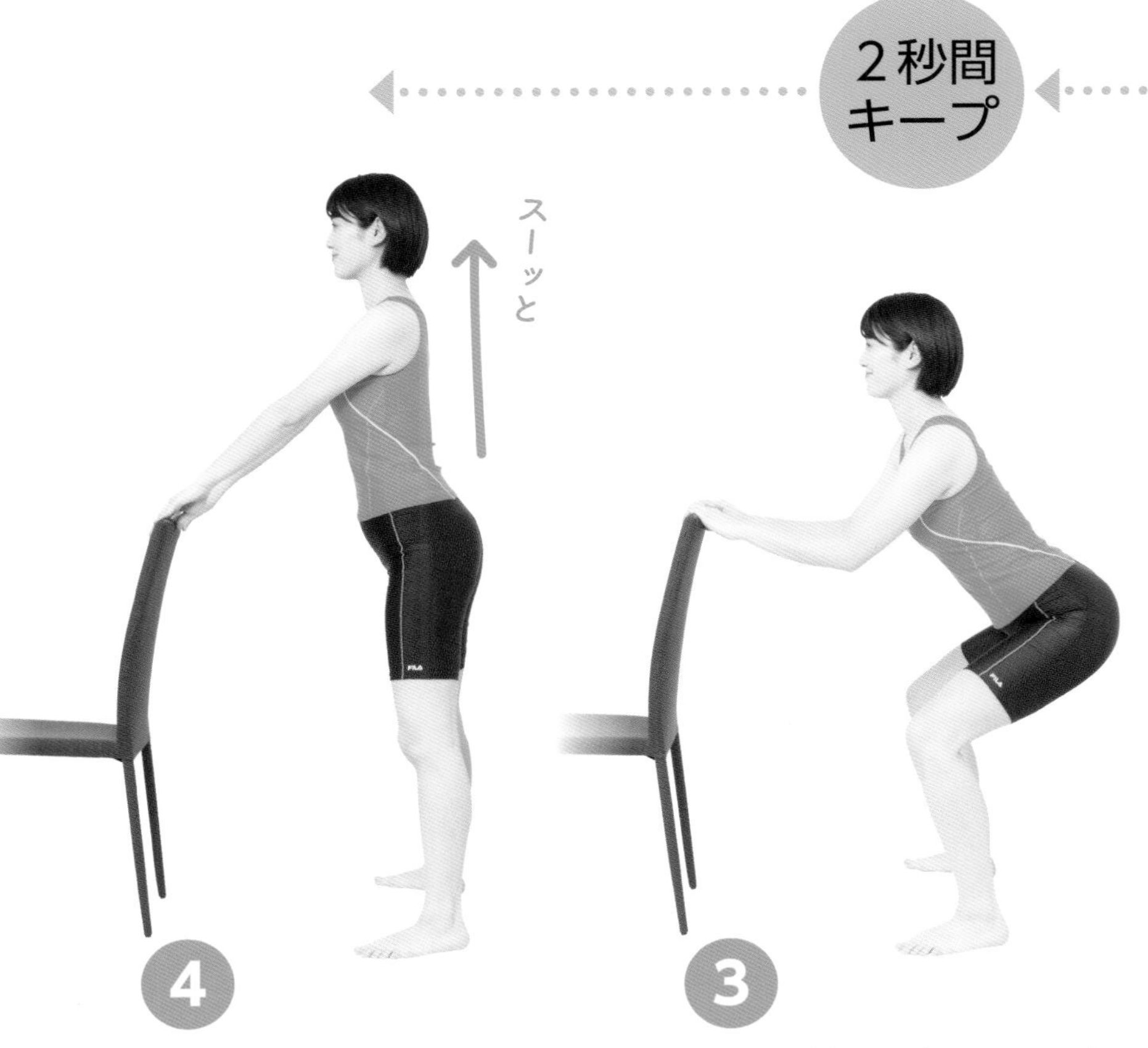

4
イスの背（または手すりなど）につかまって立ち上がる

3
太ももが床と平行になったら静止し、２秒間キープ

※後ろにイスを用意しておいて、２秒キープしたら座ってもかまいません。

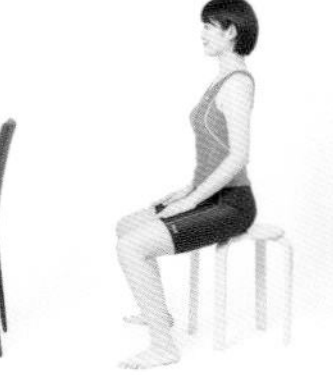

※詳細は40ページへ

「7秒スクワット」の効果は、その実践者によって証明済みです。
約85%の人たちが高血糖の改善に成功しています。
左ページに紹介するのは、その一例です。
数値は、糖尿病を判定する指標のひとつ、ヘモグロビンA1c。
1～2カ月間の血糖値の状態を示す指標で、
6・5%以上で糖尿病型と診断されます。
「7秒スクワット」を実践した人たちは
1～6カ月で血糖値が標準値で安定するようになりました。

ヘモグロビンA1cが下がった!「7秒スクワット」

	7秒スクワット前		7秒スクワット後
須藤今日子さん(仮名) 53歳・女性	10.7%	→	3カ月後 6.3%
阿部裕二さん(仮名) 39歳・男性	11.1%	→	5カ月後 5.4%
山本恵美子さん(仮名) 73歳・女性	7.9%	→	3カ月後 6.4%
田中朱美さん(仮名) 70歳・女性	6.9%	→	2カ月後 6.1%
池本豊さん(仮名) 63歳・男性	7.2%	→	2カ月後 5.8%
大久保幸造さん(仮名) 83歳・男性	9.5%	→	6カ月後 6.4%
坂本涼子さん(仮名) 70歳・女性	7.4%	→	1カ月後 6.7%

※うさみ内科調べ

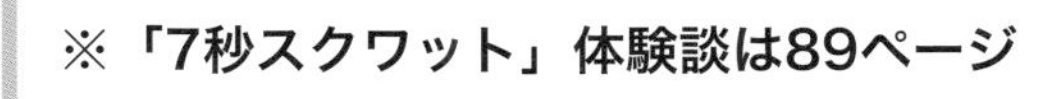
※「7秒スクワット」体験談は89ページ

もともと消化器科の医師だった私が糖尿病の治療に真剣に取り組みはじめたのは、福島赤十字病院の一般病棟に移ってからのことです。

そこは、当時福島市で一番、インスリン治療を行っている病院でした。糖尿病を患っている人が目の前にいるのですから、診ないわけにはいきません。

食事療法と運動療法を一から勉強し直しました。

運動療法に関しては、有酸素運動が効果があると聞いたので、まずは歩くことからはじめてみました。患者さんに毎日５０００歩を目標に歩いてもらいましたが、まったく効果が現れません。

それどころか、歩くように指導してから数日経つと、「先生、足が痛い」。そこで、ウォーキングに代わる運動療法はないかと海外の文献を調べていると、糖尿病治療に筋力トレーニングが行われていることを知ります。

早速、私は、院長に許可をいただいて、６人部屋の病室ひとつを筋トレルームにしました。歩く運動に代わるものは？　ということではじめたのがスクワット。１９９４

年のことです。

当時、学会で糖尿病の運動療法としてスクワットを発表したところ、ずいぶん叩かれたことを覚えていますね。糖尿病学会が筋力トレーニングを運動療法として認めてくれるようになったのは、２００４年。高齢者の筋肉減少が社会問題化してきた頃のことでした。

長く歩かなくてもいい、毎日やらなくてもいい。

そんな甘い言葉に誘われた人が、一人、二人とスクワットに取り組んでくれるようになりました。

参加者が少しずつ増えていったのは、やはりその効果でした。スクワットをすると血糖値が下がり、安定することが実績として証明されてきたのです。

そして、患者さんの協力でデータを集めながら、スクワットも少しずつ改良を加えてきました。

より効果を高めるにはどういう動作にするといいのか、なにより高齢の方でも安全に続けられるにはどういう姿勢、どういう動きにするといいのか。

その完成形が、今回本書で紹介する7秒スクワットです。

病室を借りてはじまった運動療法は、いまでは私のクリニックの運動教室で患者さんが自主的に行っています。

参加している人は30〜80代までの糖尿病患者や予備群。なかには、健康維持やメタボ対策のために通われている人もいます。

7秒スクワットが習慣になれば、血糖値を下げる薬を飲まなくても、過酷な食事制限をしなくても、血糖値をコントロールできるようになります。さらに筋肉を鍛えることで肥満解消や高齢によるサルコペニア(筋肉減少)、ロコモティブシンドローム(運動器障害)対策につながります。

みなさんの健康のために、ぜひ7秒スクワットをはじめてみてください。

宇佐見 啓治

第2章

筋肉を鍛えれば糖尿病なんて怖くない！

第3章

実践者も驚いた！ 7秒スクワット効果 …89

第4章 長生きしたければ、ダイエットより筋トレ

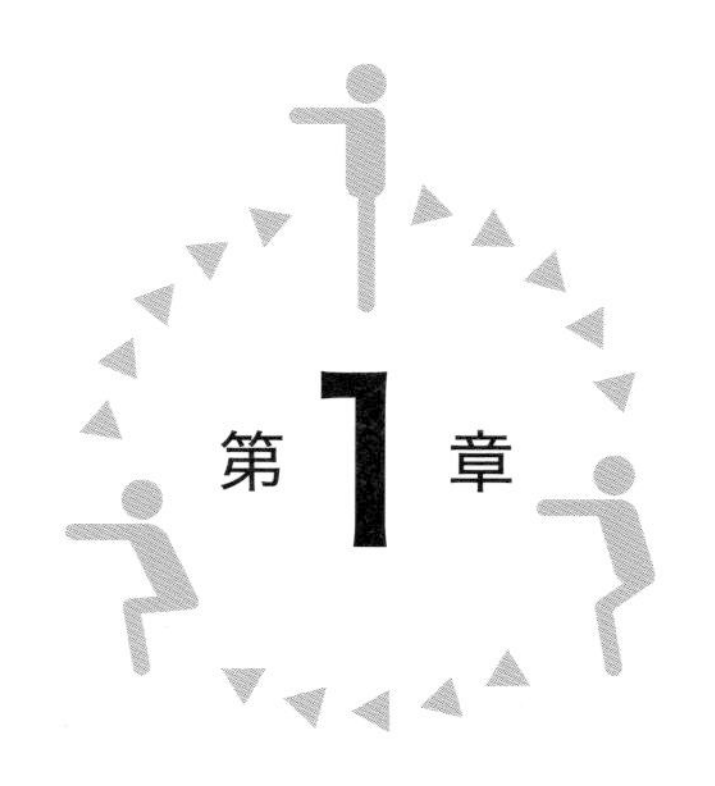

第1章

高血糖を みるみる改善する 7秒スクワット

運動後1時間は筋肉がインスリンを使わずに糖を取り込む

血糖値とは、血液のなかにあるブドウ糖の濃度です。

ブドウ糖があふれていて血糖値が高ければ高血糖、枯渇していて血糖値が低ければ低血糖。どちらであっても、体に悪い影響を及ぼします。

誰でも、食事をとると血糖値が高くなります。

ごはんやパン、うどんなど、主に炭水化物に含まれている糖質がお腹のなかでブドウ糖に分解され、血液のなかに流れ込むからです。

ただし健康な人であれば、あふれたブドウ糖は内臓や筋肉、脳、脂肪などの細胞にエネルギー源として取り込まれ、食後しばらくすると血糖値は正常な濃度にまで下がります。

このときに働くのが、「インスリン」。

血液のなかにブドウ糖が流れ込むとすい臓から分泌（ぶんぴつ）されるホルモンで、各細胞がブドウ糖を取り込めるように扉を開けていきます。インスリンとは、各細胞の搬入口を開けるカギのようなものです。

インスリンが正常に働けば、高血糖が続くことはありません。

しかし、このインスリンが正常に働かなくなることがあります。

理由はふたつ。

ひとつは、**インスリンそのものが分泌されない、もしくは分泌が少なくなる（インスリン分泌低下）。**

もうひとつは、**インスリンは分泌されているが細胞の扉を開けなくなる（インスリン抵抗性）。**

インスリンが分泌されないのが1型糖尿病、インスリンの分泌が少なくなったり、細胞の扉を開けられなくなったりするのが2型糖尿病。日本人の場合、約95%が2型糖尿病といわれています。

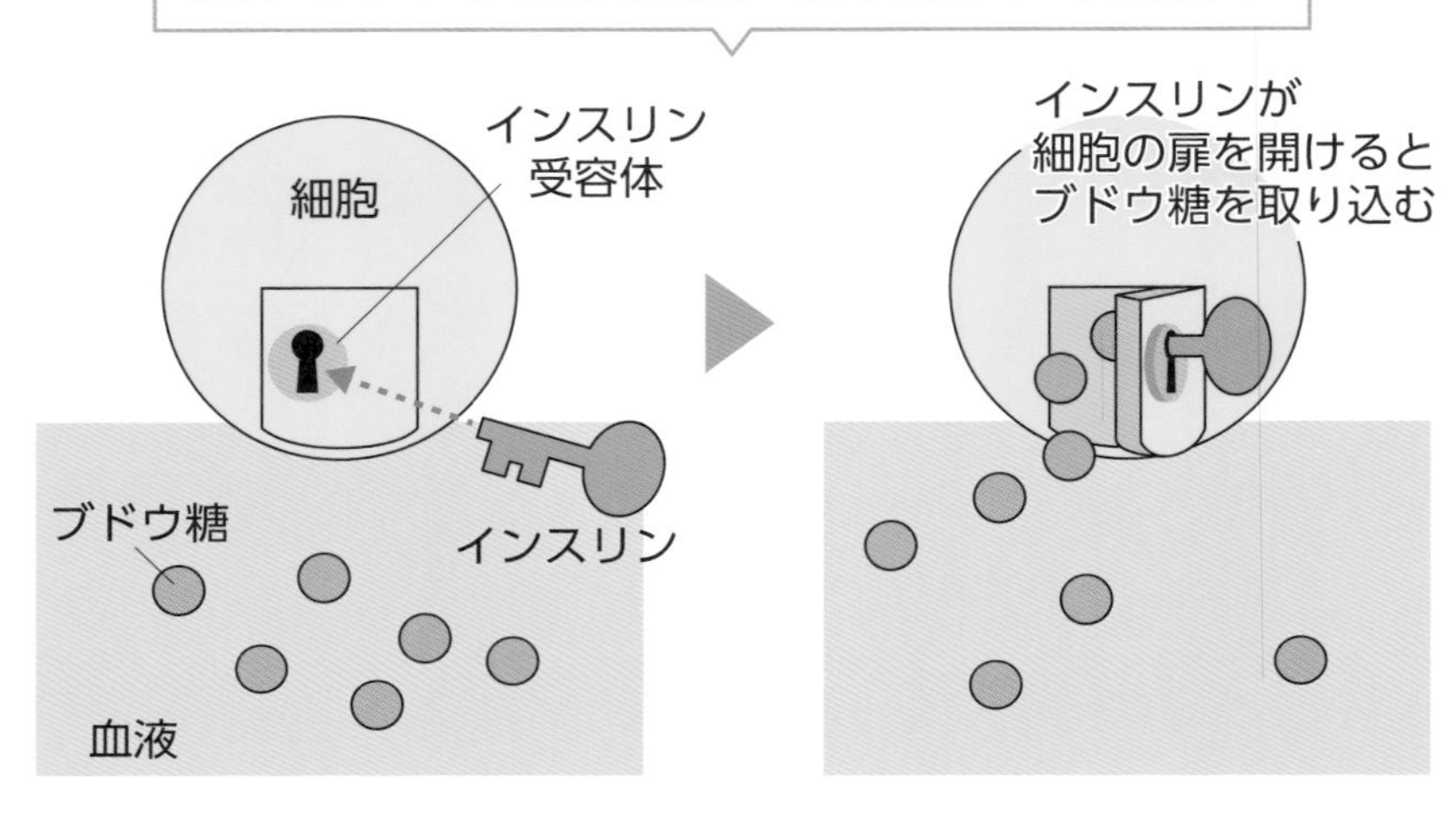

インスリンの働きが悪くなれば、細胞にブドウ糖を取り込めなくなる。血糖値が下がらなくなる。ブドウ糖を使うには、インスリンがなければ……。

ところが、運動後のエネルギー消費を調べていたところ、新たな事実がわかってきました。**筋肉の細胞は、インスリンがなくてもブドウ糖を取り込んでいたのです。**

運動後1時間という限られた時間ですが、その間はインスリン不要、細胞の扉は開けっ放し。**インスリンを分泌できなくても、働きが悪くなっていても、筋肉の細胞がブドウ糖を取り込む**のです。

これが、7秒スクワットで高血糖がみるみる改善する理由なのです。

血糖値を下げるには、筋肉内のエネルギーを使いきる

細胞の扉は開けっ放しでも、筋肉が必要としなければブドウ糖を取り込めません。**ブドウ糖を取り込めるのは、筋肉のなかに蓄えられているエネルギー源が不足しているのが条件。**燃料倉庫がガラガラになっていればいるほど、大量にブドウ糖を取り込むことができます。

燃料倉庫を空っぽにする。それが「7秒スクワット」なのです。

筋肉を動かす燃料とは、グリコーゲンです。

グリコーゲンとはブドウ糖を細胞内で貯蔵しておくための形態で、蓄えられる場所は肝臓と筋肉になります。肝臓にあるグリコーゲンを「肝グリコーゲン」、筋肉にあるグリコーゲンを「筋グリコーゲン」とも呼びます。

肝グリコーゲンは血液のなかのブドウ糖が不足したときのために使われ、**筋グリ**

コーゲンは筋肉を動かすために使われます。つまり、筋肉の燃料倉庫を空っぽにするには、運動しかないということです。

運動には酸素を必要とする有酸素運動と、酸素を必要としない無酸素運動がありま す。有酸素運動はウォーキングやエアロビクスなど長い時間にわたって力を発揮する運動で、主に「遅筋線維」という持久力にすぐれた筋肉を使います。

無酸素運動は筋力トレーニング（筋トレ）や重量挙げなど瞬間的に力を発揮する運動で、主に「速筋線維」という瞬発力にすぐれた筋肉を使います。

はたしてどちらが効率的に筋肉の燃料倉庫を空っぽにできるでしょうか？

いきなり結論を言ってしまうと、無酸素運動です。

私たちの体は、運動の強度に合わせてエネルギー源を使い分けています。

エネルギー源となるのは、筋グリコーゲンと血液のなかにあるブドウ糖、それから体に貯め込んでいる脂肪。

無酸素運動のように長く続けられないきつい運動になるほど、筋グリコーゲンをエ

ネルギー源とする比率が高くなります。逆に、有酸素運動のように長く続けられるらくな運動になるほど、体脂肪の比率が高くなります。無酸素運動のほうが筋グリコーゲンをより使うことになるので、筋グリコーゲンの多くは速筋に蓄えられています。

つまり、**筋肉の燃料倉庫を早く空っぽにするには、無酸素運動**ということです。

ちなみに有酸素運動がダイエットに適しているといわれるのは、運動時間が長くなるほど体脂肪が燃料として使われるからです。脂肪がどんどん燃えるようになるのは、運動をはじめてから約20分後といわれています。

血糖値を下げるには、きつい運動。

そう言われると、なかなかはじめようとは思いませんよね。

たしかに筋トレといわれると、バーベルやダンベルを持ってハードにトレーニングしているシーンを思い浮かべてしまいます。しかし、それは筋肉を強く太くするのが目的。こちらの**目的は、あくまでも筋グリコーゲンを使いきること。ハードなトレーニングをする必要はありません。**

筋肉の燃料倉庫が空っぽになりさえすれば、インスリンを使わずにどんどんブドウ糖を取り込んでくれます。それが、7秒スクワットなのです。

7秒スクワットが血中のブドウ糖を取り込む仕組み

食事後

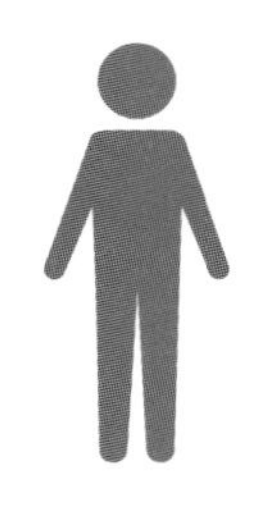

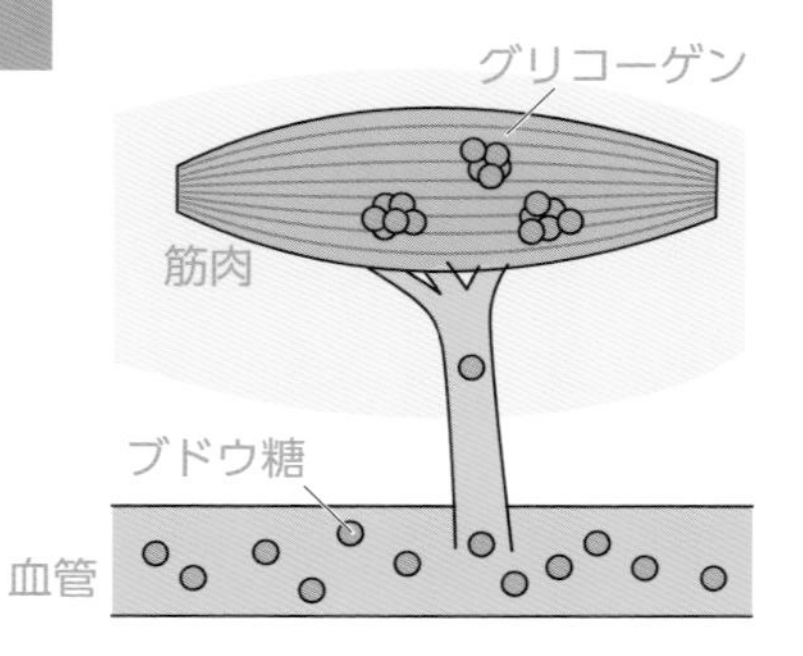

血中に流れ込んだブドウ糖は、インスリンの働きを借りて筋肉の細胞に取り込まれ、グリコーゲンに形を変えて蓄積される

7秒スクワット中

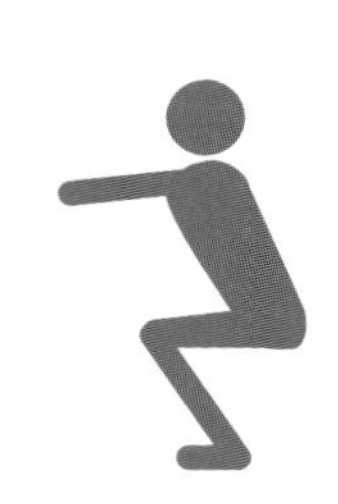

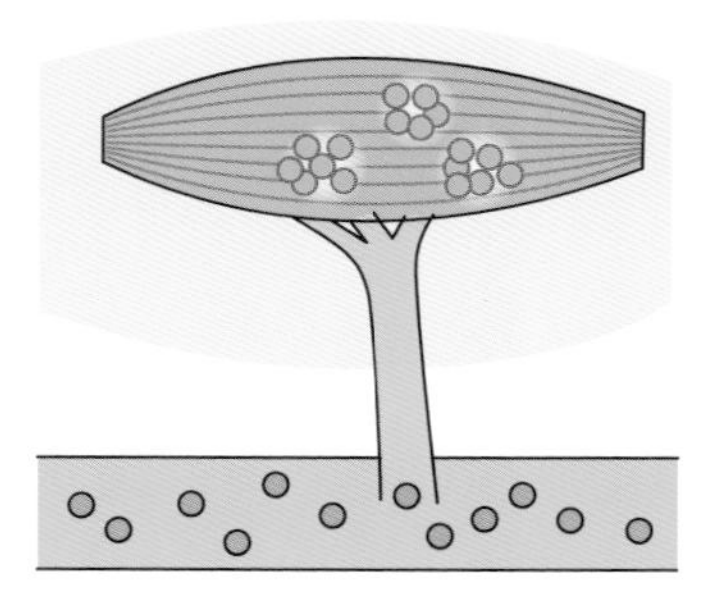

筋肉内に蓄積されたグリコーゲンが、運動のためのエネルギー源として使われる

休息中

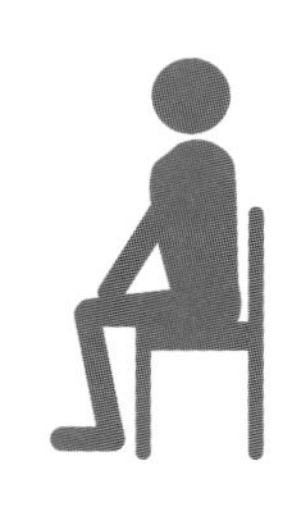

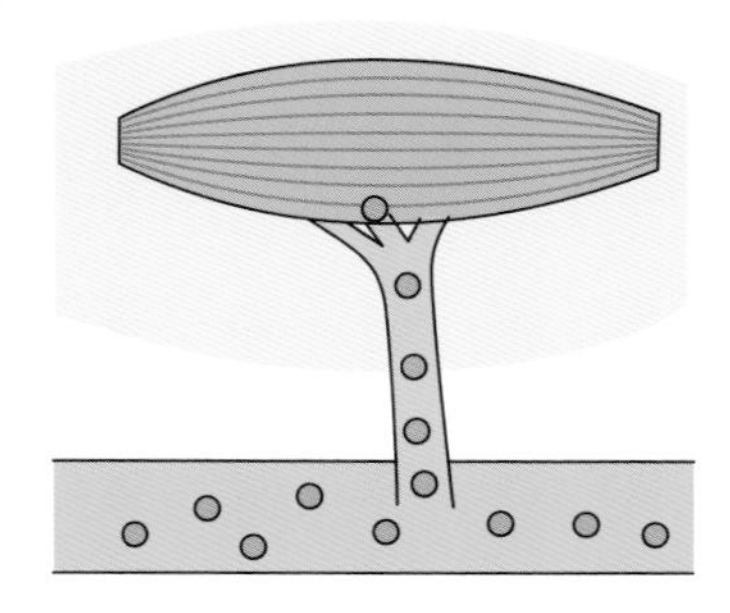

グリコーゲンがなくなったので、筋肉はインスリンの助けを借りずに血中からブドウ糖を補充する

効率よくエネルギーを消費するには小さな筋肉より大きな筋肉

7秒スクワットは、効率よく筋グリコーゲンを使いきるために、大きな筋肉を集中的に鍛えます。


大きな筋肉を動かすには、大きなエネルギーが必要だからです。

大きくて重いものを動かすときと小さくて軽いものを動かすときとでは、力の使い方が異なりますよね。理屈は、それと同じです。しかも、**大きな筋肉には、筋グリコーゲンをたくさん蓄えている速筋の割合が多く、**その点でも効率よく筋肉の燃料倉庫を空っぽにできます。

また、体を動かすときにひとつだけの筋肉を使うことはないため、大きな筋肉を鍛えると連動して小さな筋肉も使うことになります。

筋グリコーゲンを効率よく消費するなら、小さな筋肉より大きな筋肉なのです。

私たちの体をつくる筋肉を大きい順（体積順）に並べると、次のようになります。

1位　大腿四頭筋（太ももの前側にある筋肉）

2位　大殿筋（お尻の筋肉）

3位　ハムストリングス（太ももの裏側の筋肉）

4位　三角筋（肩の筋肉）

5位　大胸筋（胸の筋肉）

大きな筋肉を並べてみるとわかりますが、上位3つは下半身の筋肉です。**私たちの筋肉の約7割が集中しているのは、太もも、お尻、ふくらはぎといった下半身。**5位までにはありませんが、ふくらはぎの下腿三頭筋という筋肉も体積の大きな筋肉のひとつです。この下半身を使う運動が、7秒スクワット。**スクワットは下半身の筋肉を一度に動かせるので、筋グリコーゲンを効率よく消費することができます。**

後ほど、7秒スクワットのやり方をさらにくわしく紹介しますが、オプションとして大きな筋肉の胸と肩を使う7秒プッシュアップも紹介します。スクワットと併せて行うと、血糖値を下げる効果がさらにアップします。

筋グリコーゲンをよく使う大きな筋肉

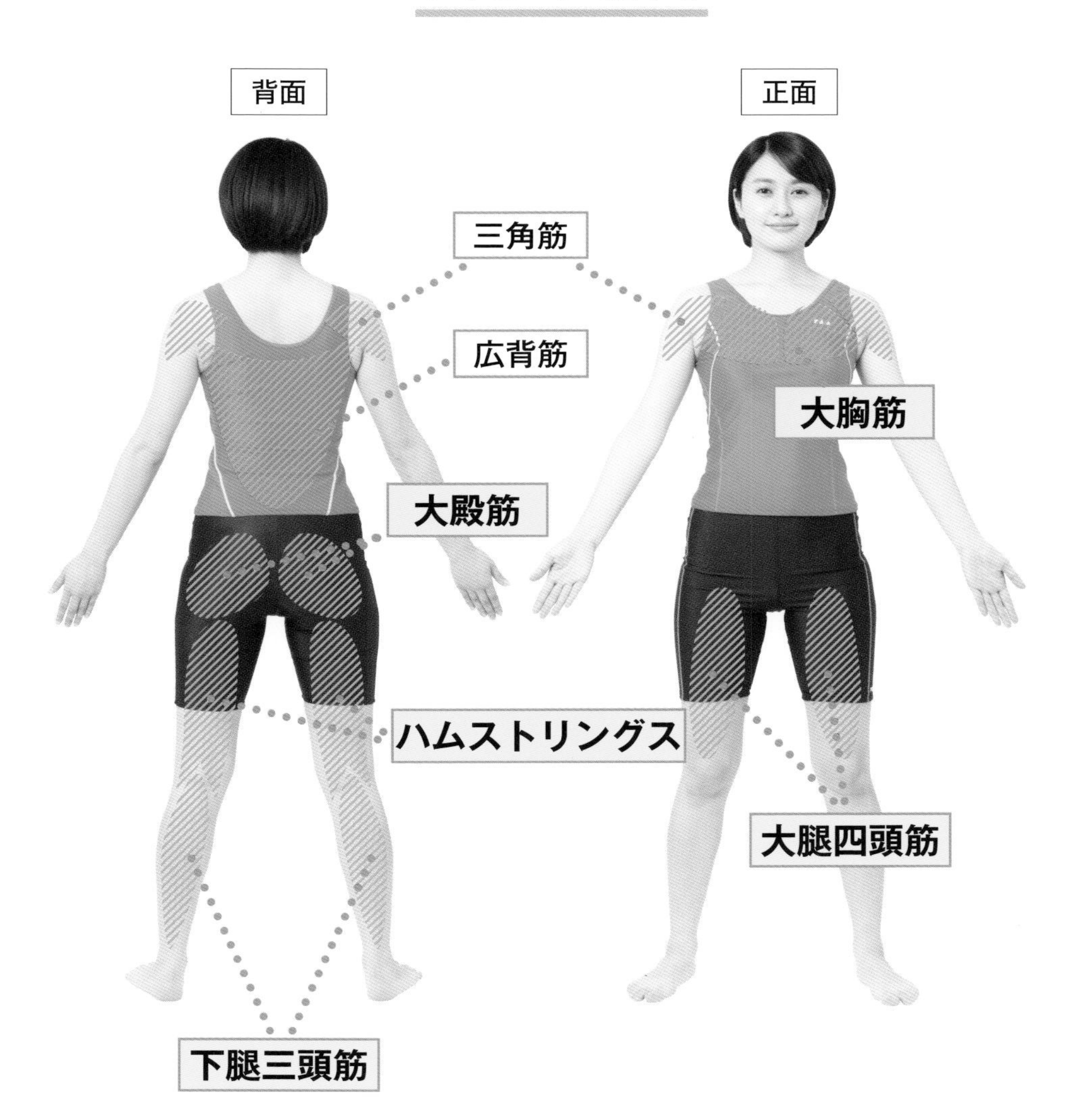

効率よくエネルギーを消費するには、筋肉を縮める運動より伸ばす運動

7秒スクワットが効率よく筋グリコーゲンを使いきる理由は、もうひとつあります。それは、筋肉を伸ばす運動に重点を置いているからです。

筋肉の動きには、筋肉を縮める「短縮性収縮」と、筋肉を伸ばす「伸張性収縮」があります。筋トレの言葉を使うと、短縮性は「コンセントリック」、伸張性は「エキセントリック」。

短縮性収縮と伸張性収縮の違いは、ひじの曲げ伸ばしをするとよくわかります。

腕に少し力を入れてひじを曲げると、力こぶができます。

このときの上腕にある上腕二頭筋という筋肉は、筋肉が縮みながら筋力を発揮します。これが短縮性収縮。

続いて、ひじを伸ばすと、力こぶは平らになります。

このときの上腕二頭筋は、伸びながら筋力を発揮します。これが伸張性収縮。

筋肉により負担がかかるのは、どちらの動きのほうかわかりますか？

それではダンベルのある人はダンベルを、ない人は水が入ったペットボトルを持って同じ動作をしてみてください。伸ばすときのほうが、筋肉に力が入るのがわかるはずです。

筋肉は、縮める動作より伸ばす動作のほうが、負荷が大きくなります。

山登りをすると太ももの筋肉痛になるのは、上るからではなく、下るから。

太ももの前側の大腿四頭筋にとって、上りは短縮性収縮で、下りは伸張性収縮になるからです。

筋グリコーゲンをよく使うのは、もちろん筋肉への負荷が大きくなる「筋肉を伸ばす運動」。筋肉を縮める運動より伸ばす運動を重点的に行ったほうが、血糖値が下がりやすくなるのです。時間をかけて伸ばせば、それだけ筋グリコーゲンを消費してくれることになります。

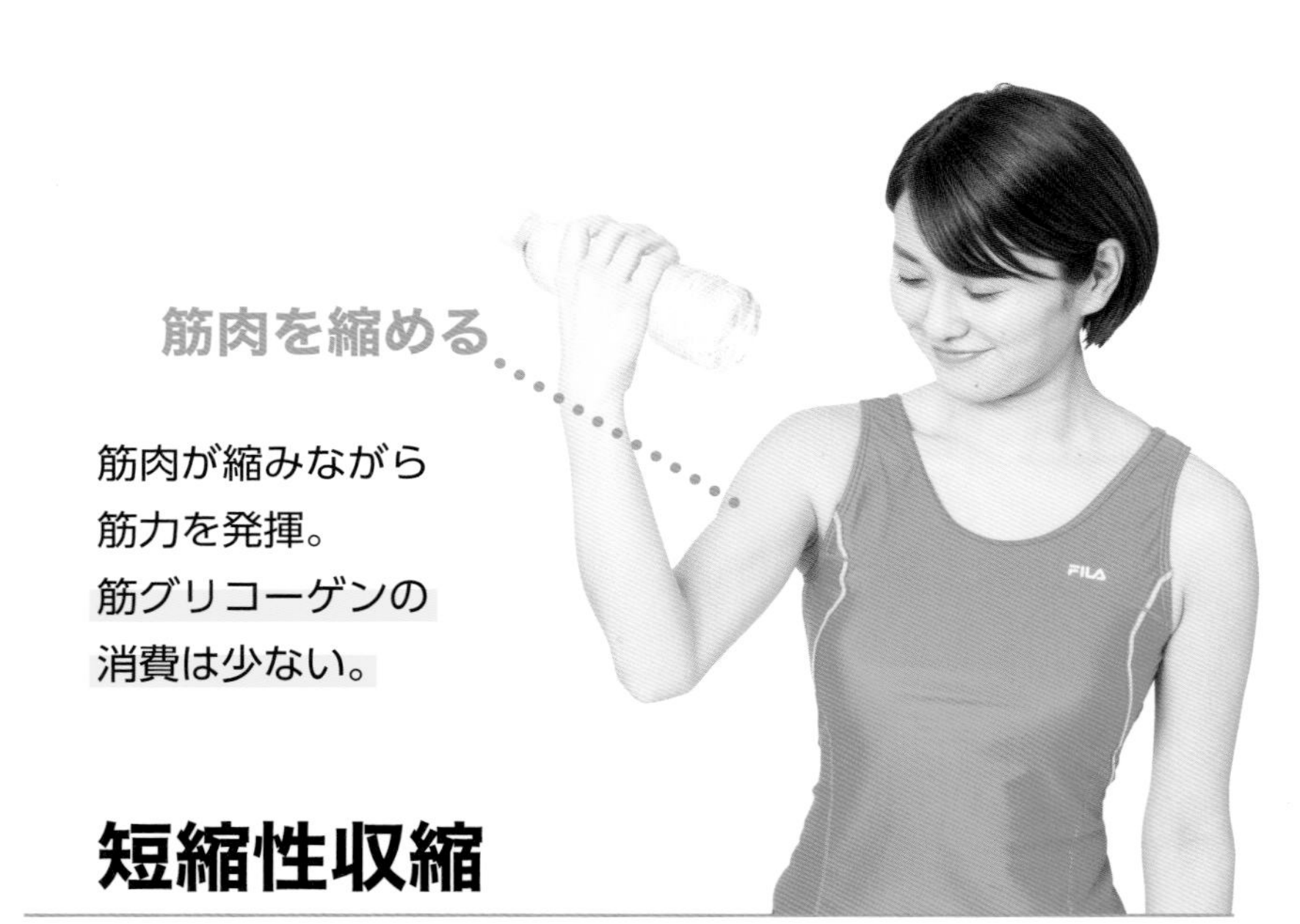
筋肉を縮める
筋肉が縮みながら
筋力を発揮。
筋グリコーゲンの
消費は少ない。
短縮性収縮

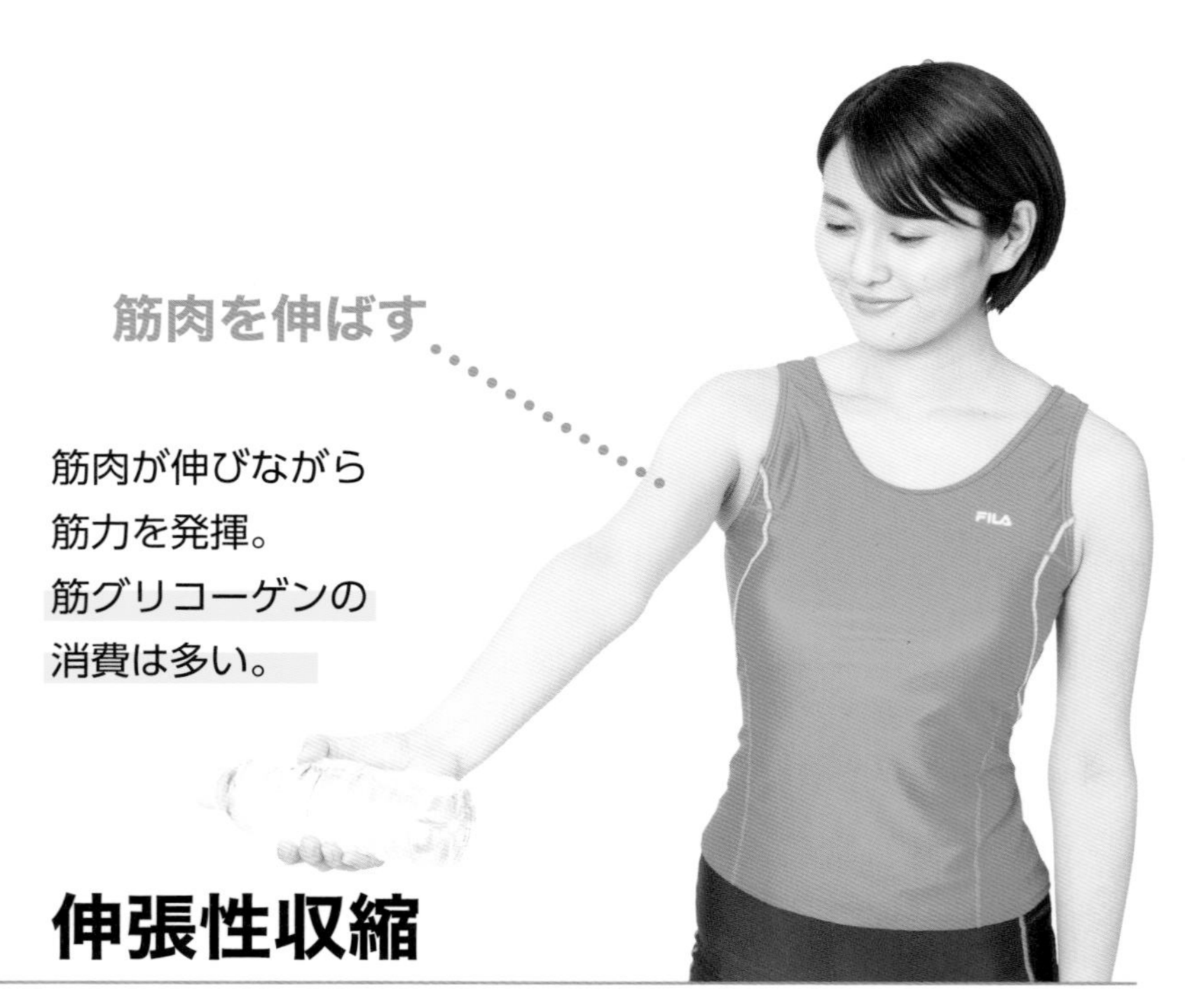
筋肉を伸ばす
筋肉が伸びながら
筋力を発揮。
筋グリコーゲンの
消費は多い。
伸張性収縮

今日からできる、誰でもできる血糖値がみるみる下がる7秒スクワット

それでは、血糖値がみるみる下がる「7秒スクワット」の具体的な動作解説をしましょう。最初に「基本の7秒スクワット」、次に「足腰に自信がない人のための7秒スクワット」、そして最後に「7秒プッシュアップ」を紹介します。

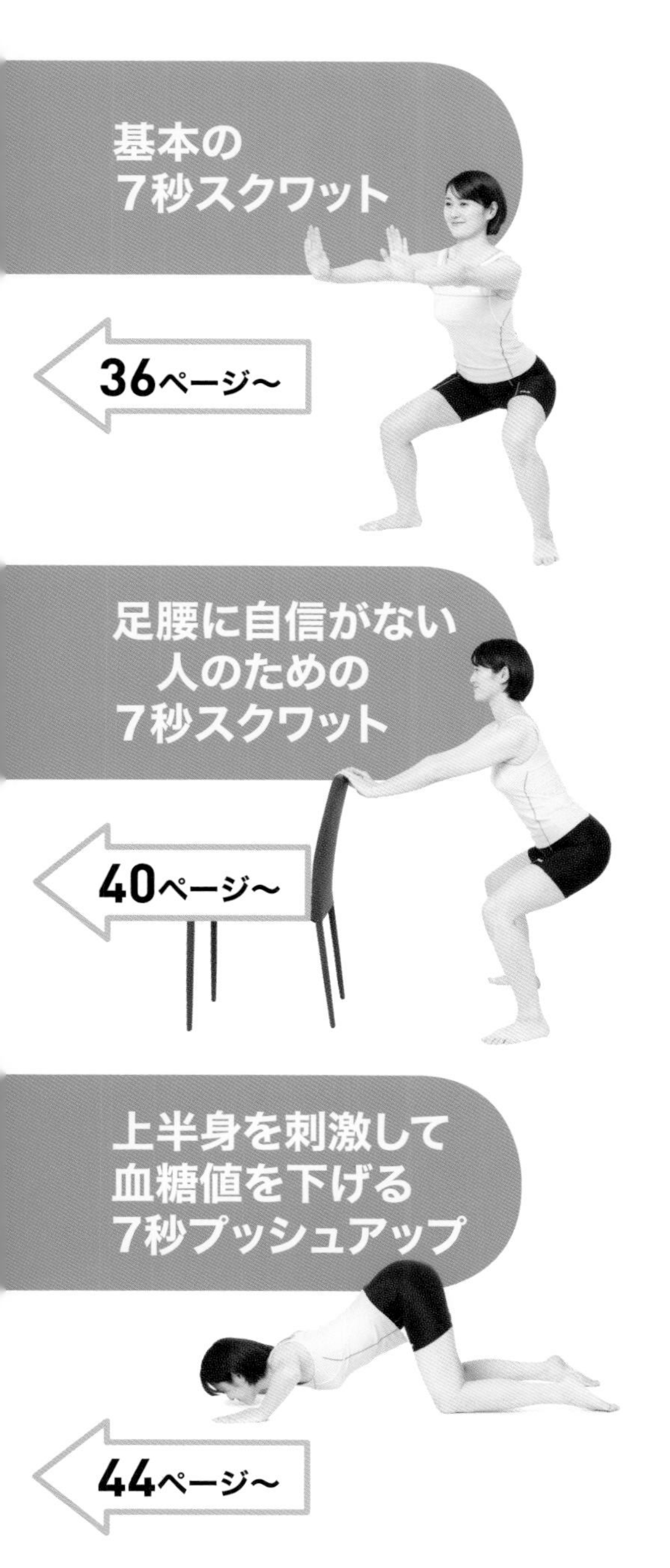

基本の7秒スクワット

ゆっくりしゃがんで、
反動をつけずに立ち上がる、
誰にでもできる
スクワットです。

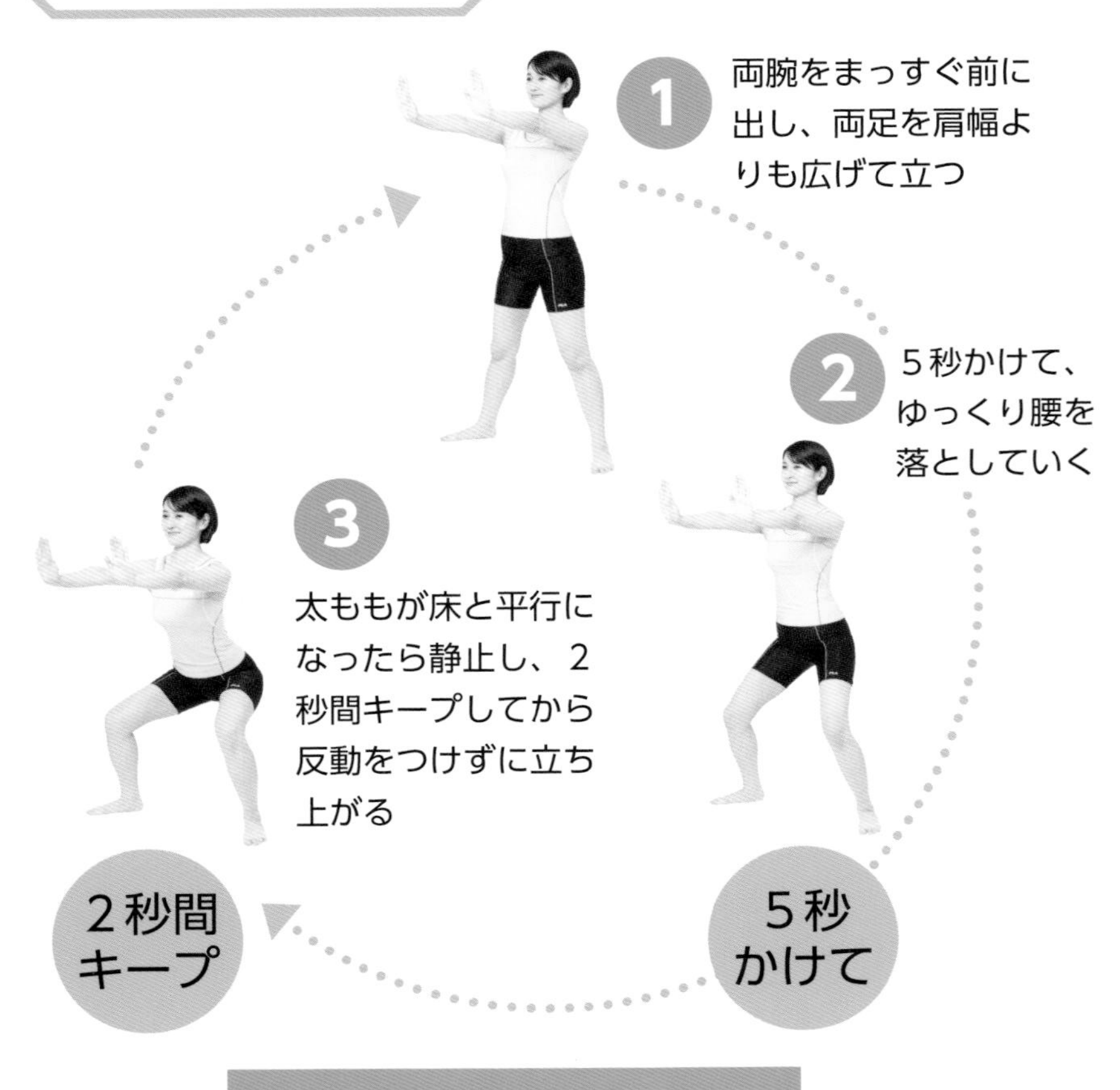

1日3セットを週2回

※しゃがんで立ち上がる動作を10回繰り返して1セット。1セットごとに30秒～1分くらいの休みを入れながら行いましょう。

❶ 両腕をまっすぐ前に出し、両足を肩幅よりも広げて立つ

※うまく動作できないときは、両足をもっと広げる

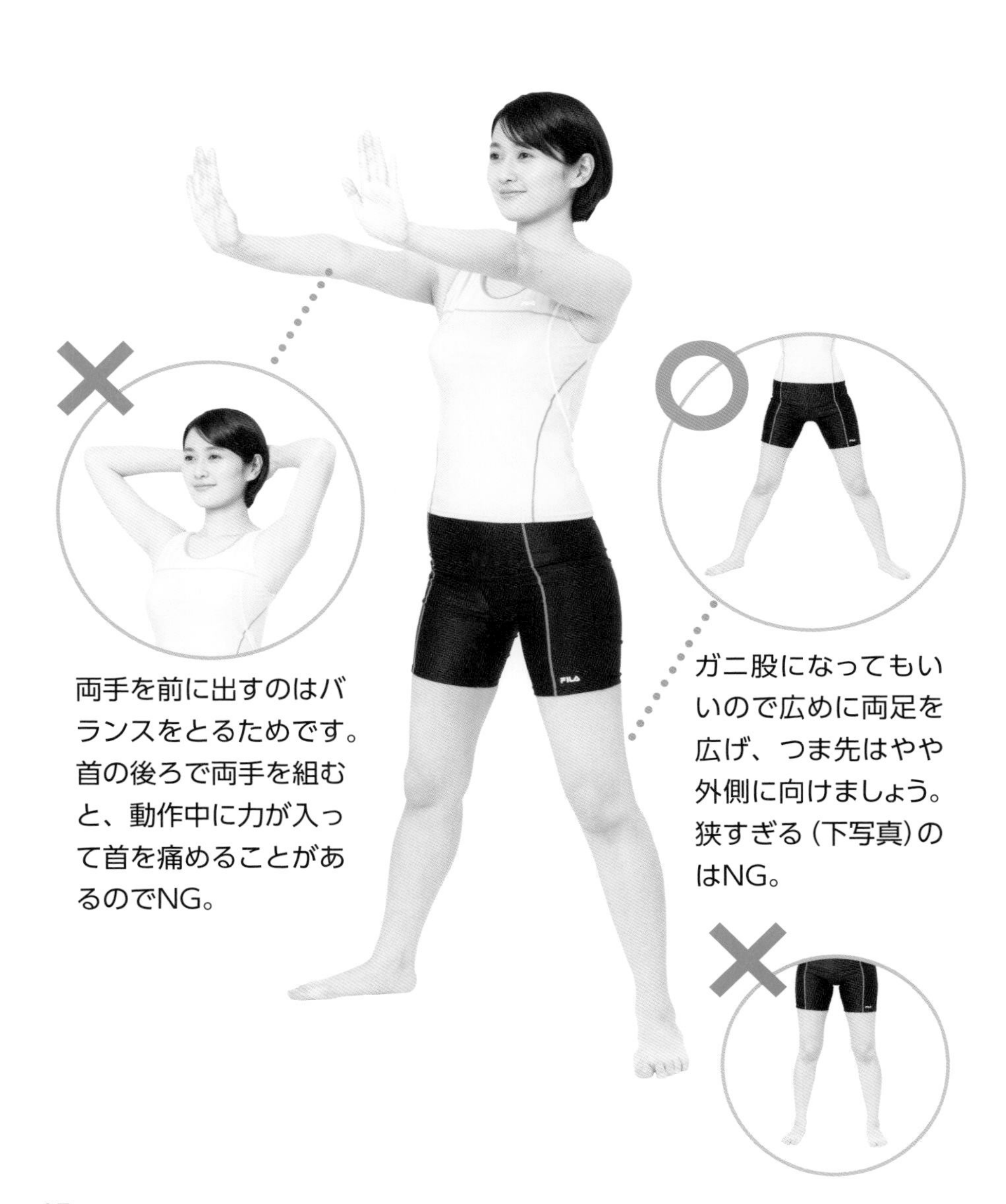

両手を前に出すのはバランスをとるためです。首の後ろで両手を組むと、動作中に力が入って首を痛めることがあるのでNG。

ガニ股になってもいいので広めに両足を広げ、つま先はやや外側に向けましょう。狭すぎる（下写真）のはNG。

② 5秒かけて、ゆっくり腰を落としていく

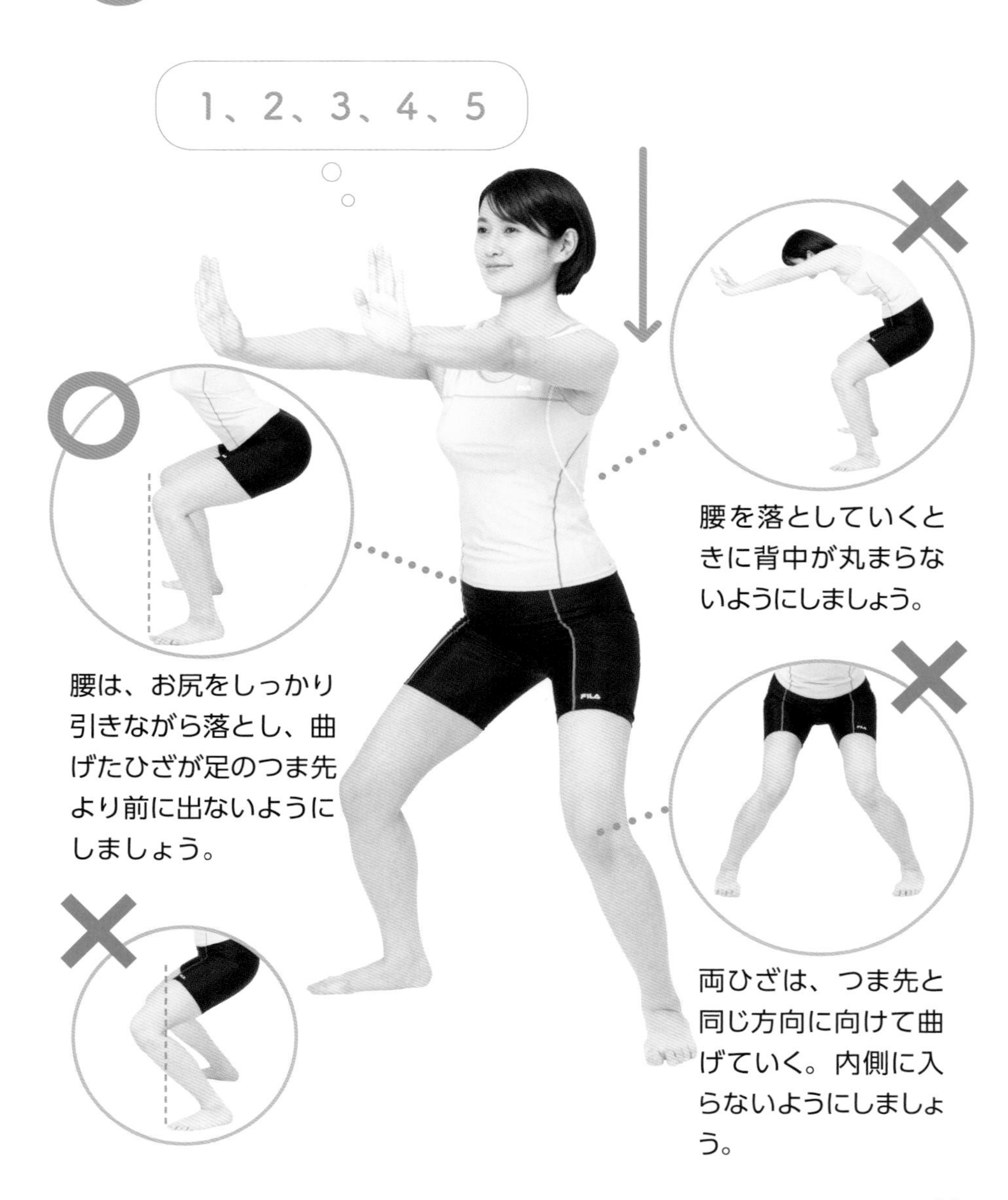

腰を落としていくときに背中が丸まらないようにしましょう。

腰は、お尻をしっかり引きながら落とし、曲げたひざが足のつま先より前に出ないようにしましょう。

両ひざは、つま先と同じ方向に向けて曲げていく。内側に入らないようにしましょう。

③ 太ももが床と平行になったら静止し、2秒間キープしてから反動をつけずに立ち上がる

スクワット動作は息を止めずに行う。腰を下ろすときは「いち、にー、さーん、しー、ごー」、キープするときは「いち、にー」と声を出すと、自然に呼吸しながら行えます。

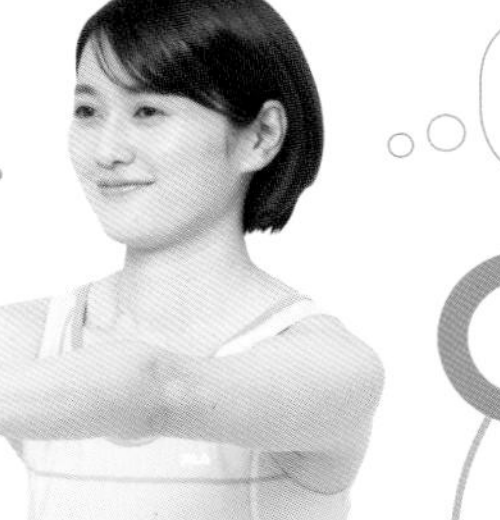

写真のように床と平行になるまで落とすのが理想ですが、できる範囲でかまいません。

❶の姿勢に戻るときは、反動をつけずに立ち上がること。反動をつけるとひざを傷める原因になります。

足腰に自信がない人のための 7秒スクワット

基本の
7秒スクワットが難しい人は、
イスや手すりを利用する
7秒スクワットから
はじめましょう。

1 両腕を前に出してイスの背（または手すりなど）につかまり、両足を肩幅よりも広げて立つ

2 5秒かけて、ゆっくり腰を落としていく

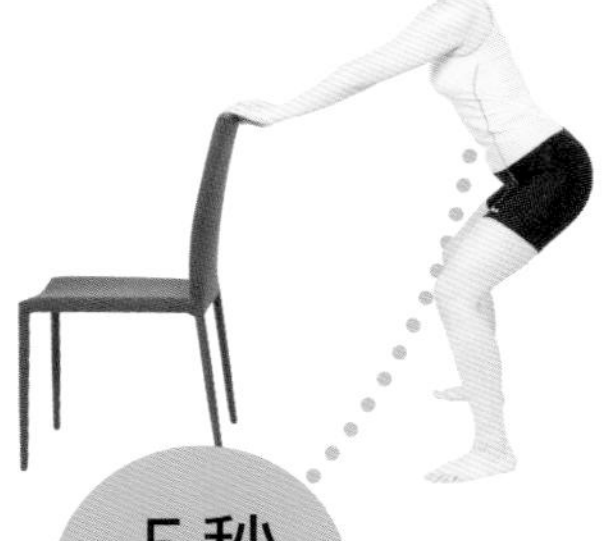

3 太ももが床と平行になったら静止し、2秒間キープしたら、イスの背（または手すり）につかまって立ち上がる

2秒間キープ

5秒かけて

1日3セットを週2回

※しゃがんで立ち上がる動作を10回繰り返して1セット。1セットごとに30秒～1分くらいの休みを入れながら行いましょう。

1 両腕を前に出してイスの背（または手すりなど）につかまり、両足を肩幅よりも広げて立つ

※うまく動作できないときは、両足をもっと広げる

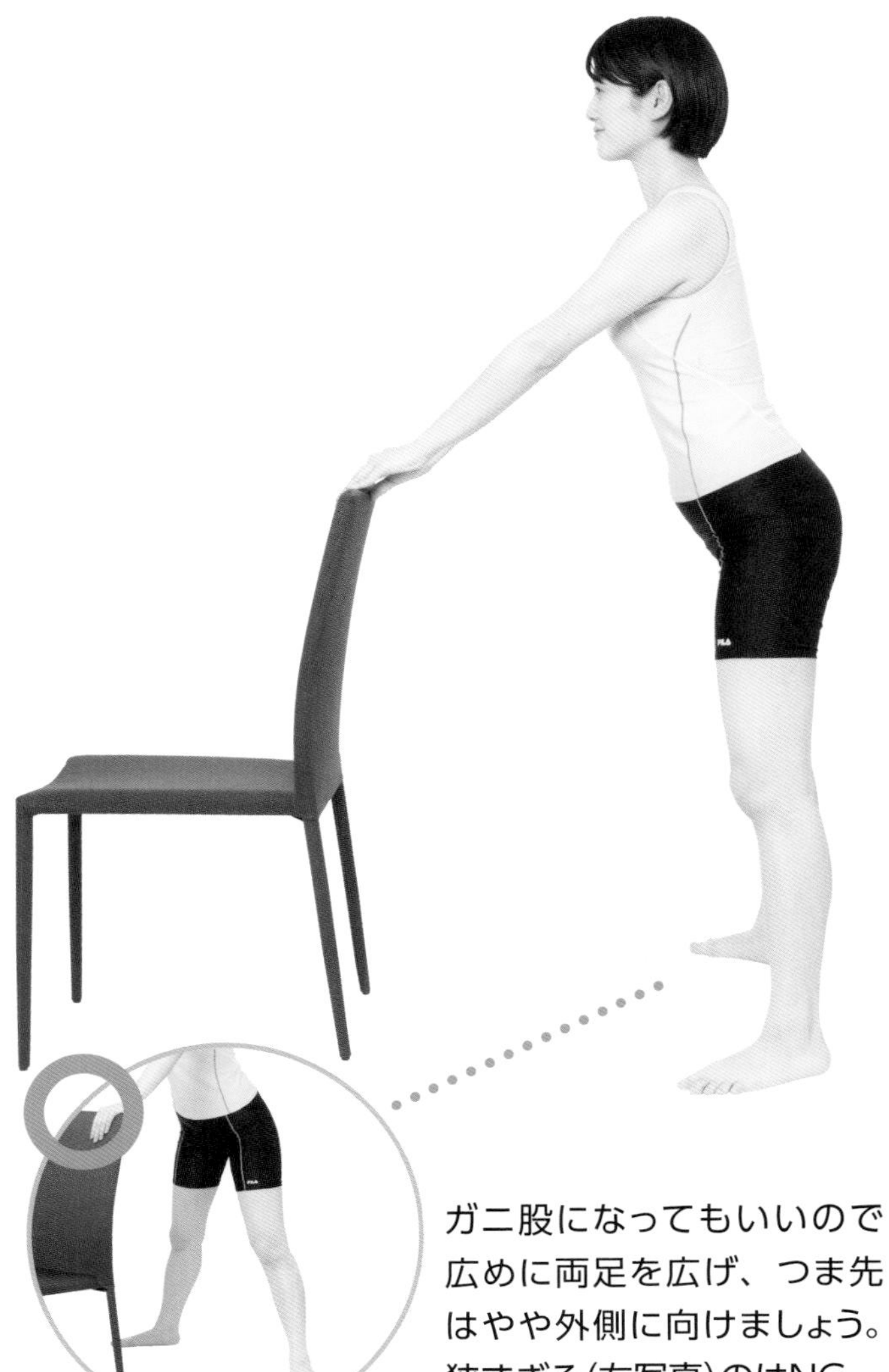

ガニ股になってもいいので
広めに両足を広げ、つま先
はやや外側に向けましょう。
狭すぎる(右写真)のはNG。

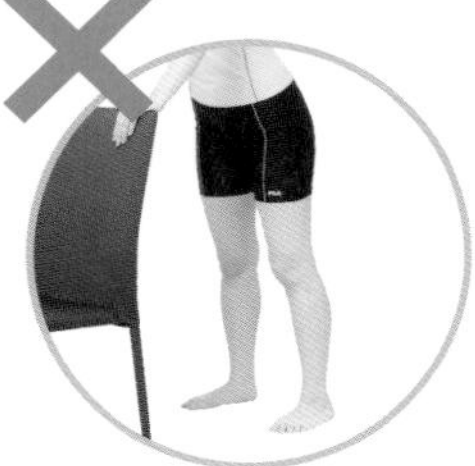

2 5秒かけて、ゆっくり腰を落としていく

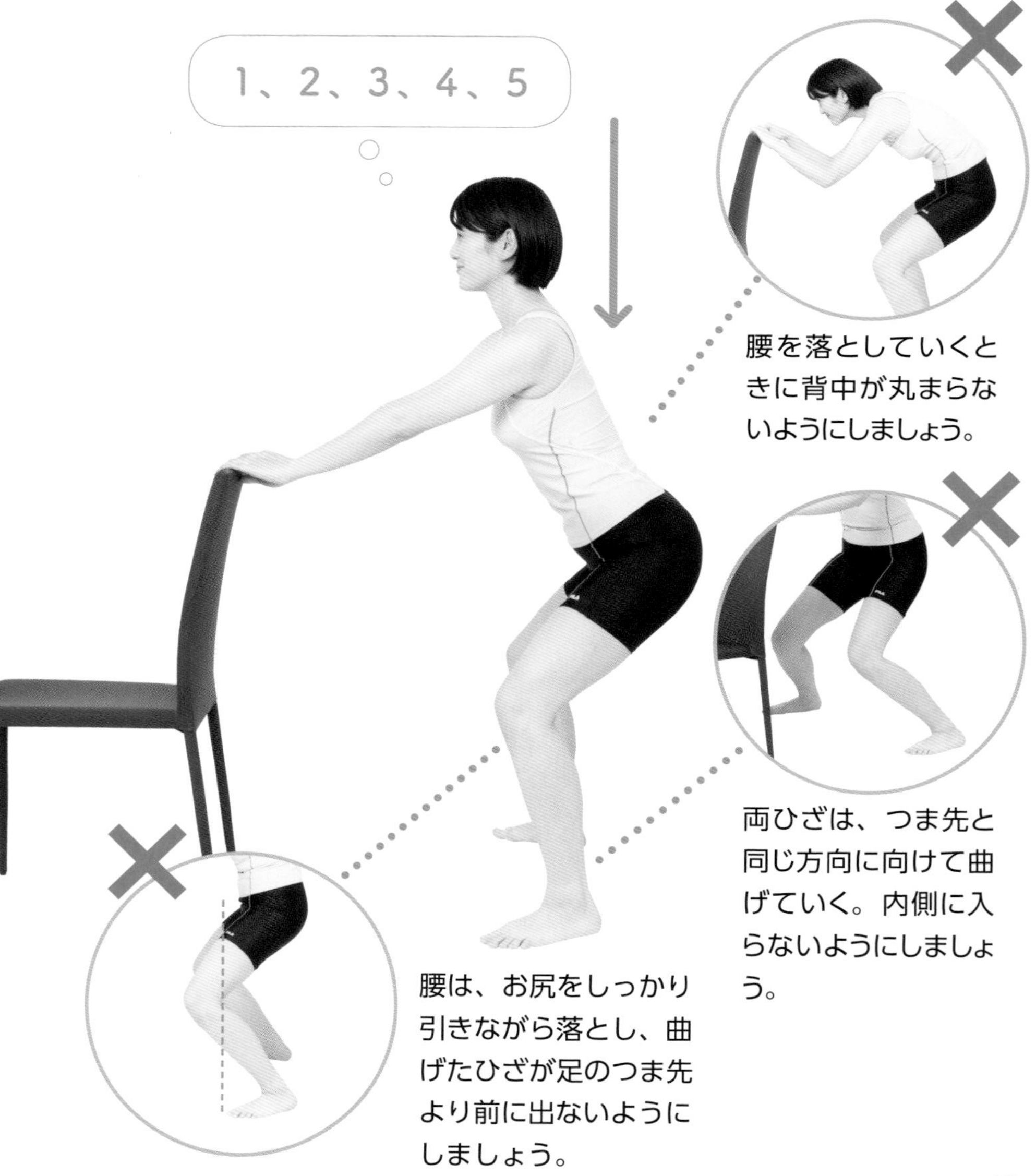

腰を落としていくときに背中が丸まらないようにしましょう。

両ひざは、つま先と同じ方向に向けて曲げていく。内側に入らないようにしましょう。

腰は、お尻をしっかり引きながら落とし、曲げたひざが足のつま先より前に出ないようにしましょう。

③ 太ももが床と平行になったら静止し、2秒間キープしたら、イスの背（または手すり）につかまって立ち上がる

スクワット動作は息を止めずに行う。

腰を下ろすときは「いち、にー、さーん、しー、ごー」、キープするときは「いち、にー」と声を出すと、自然に呼吸しながら行えます。

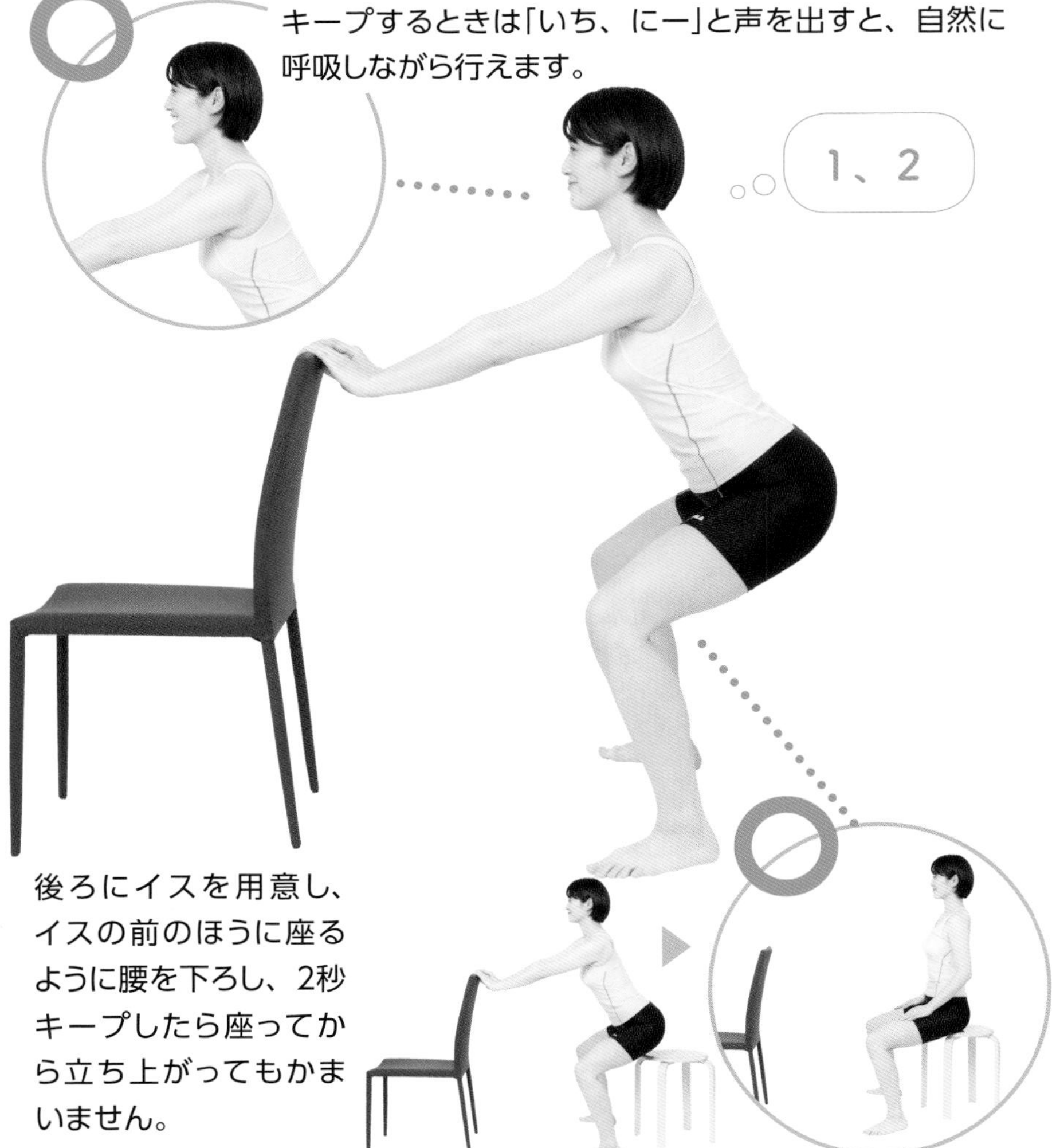

後ろにイスを用意し、イスの前のほうに座るように腰を下ろし、2秒キープしたら座ってから立ち上がってもかまいません。

オプション

上半身を刺激して血糖値を下げる7秒プッシュアップ

上半身の大きな筋肉を
鍛える7秒プッシュアップです。
スクワットと併用すると、
さらに効果がアップします。

1 両手は肩幅より少し広く開き、両ひざを床につける

2 5秒かけて、ゆっくりひじを曲げていく

3 胸が床につく直前で静止し、2秒間キープしたら①の姿勢に戻る

5秒かけて

2秒間キープ

1日3セットを週2回

※ひじを曲げて伸ばす動作を10回繰り返して1セット。1セットごとに30秒～1分くらいの休みを入れながら行いましょう。

❶ 両手は肩幅より少し開き、両ひざを床につける

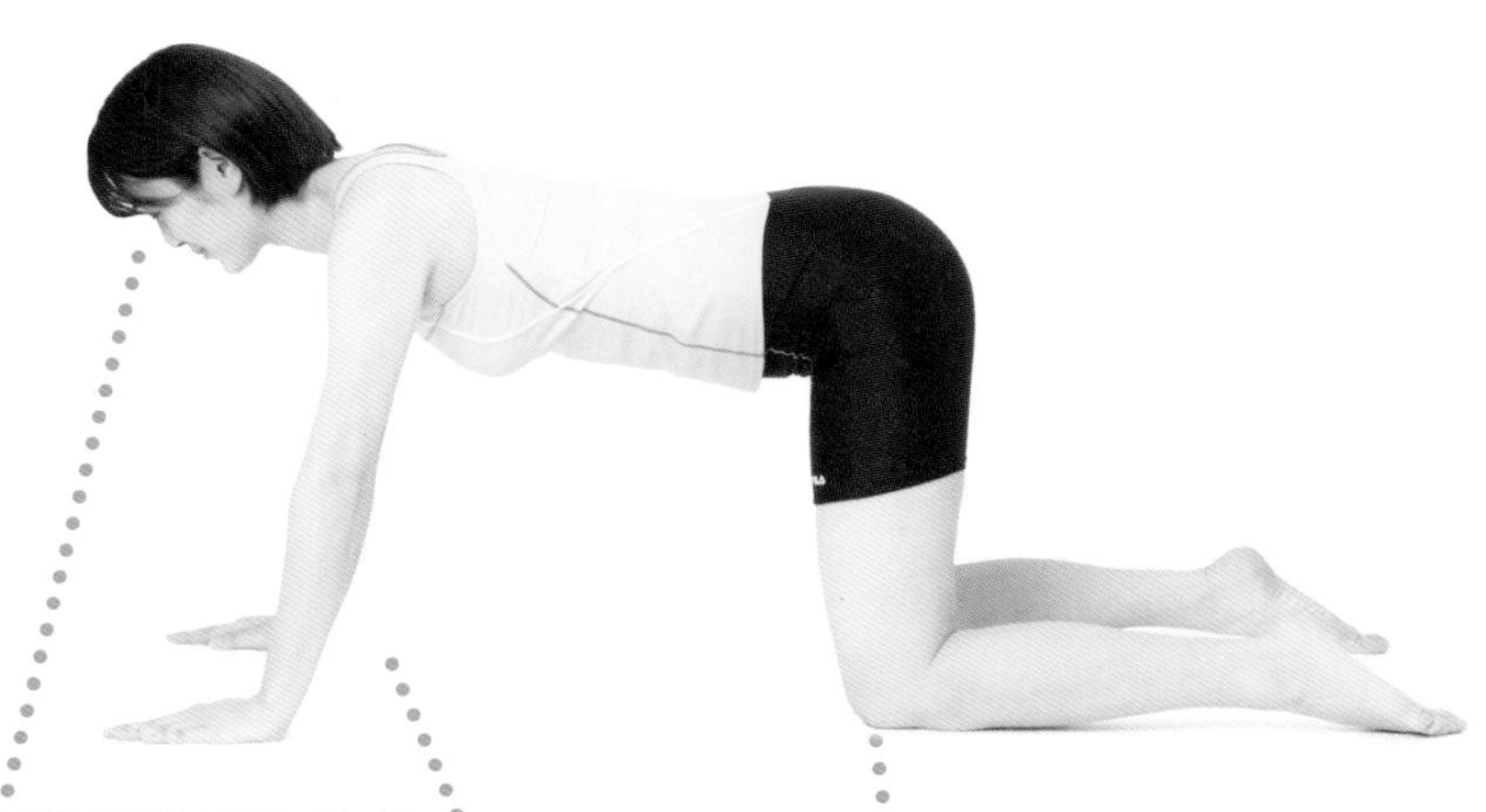

目線は前方に向ける。目線を下に向けると胸よりも先に顔が床についてしまい、大胸筋への刺激が小さくなります。

両ひざはくっつけておくのがベスト。そのほうが力を入れやすくなります。

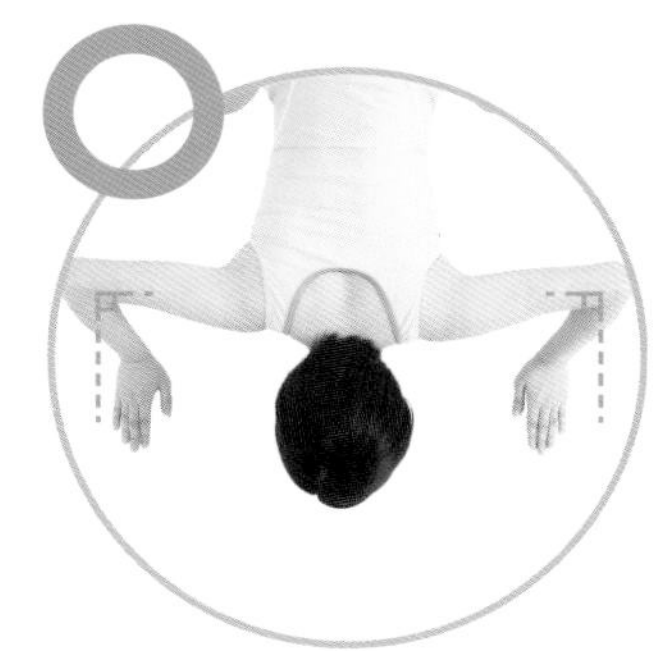

胸が床につく直前にひじから下が垂直になるのが理想です。肩幅と同じ（右写真）では大胸筋を刺激できなくなります。

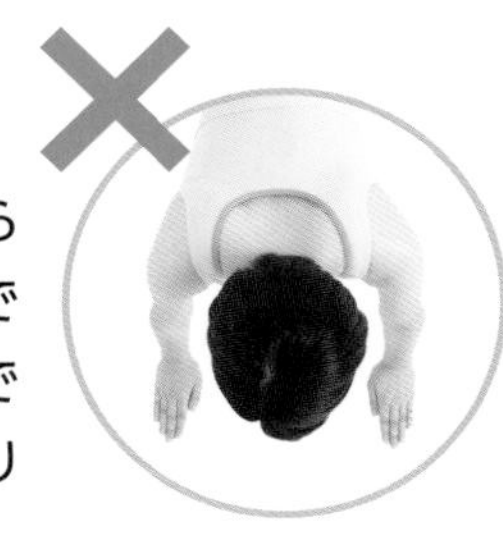

❷ 5秒かけて、ゆっくりひじを曲げていく

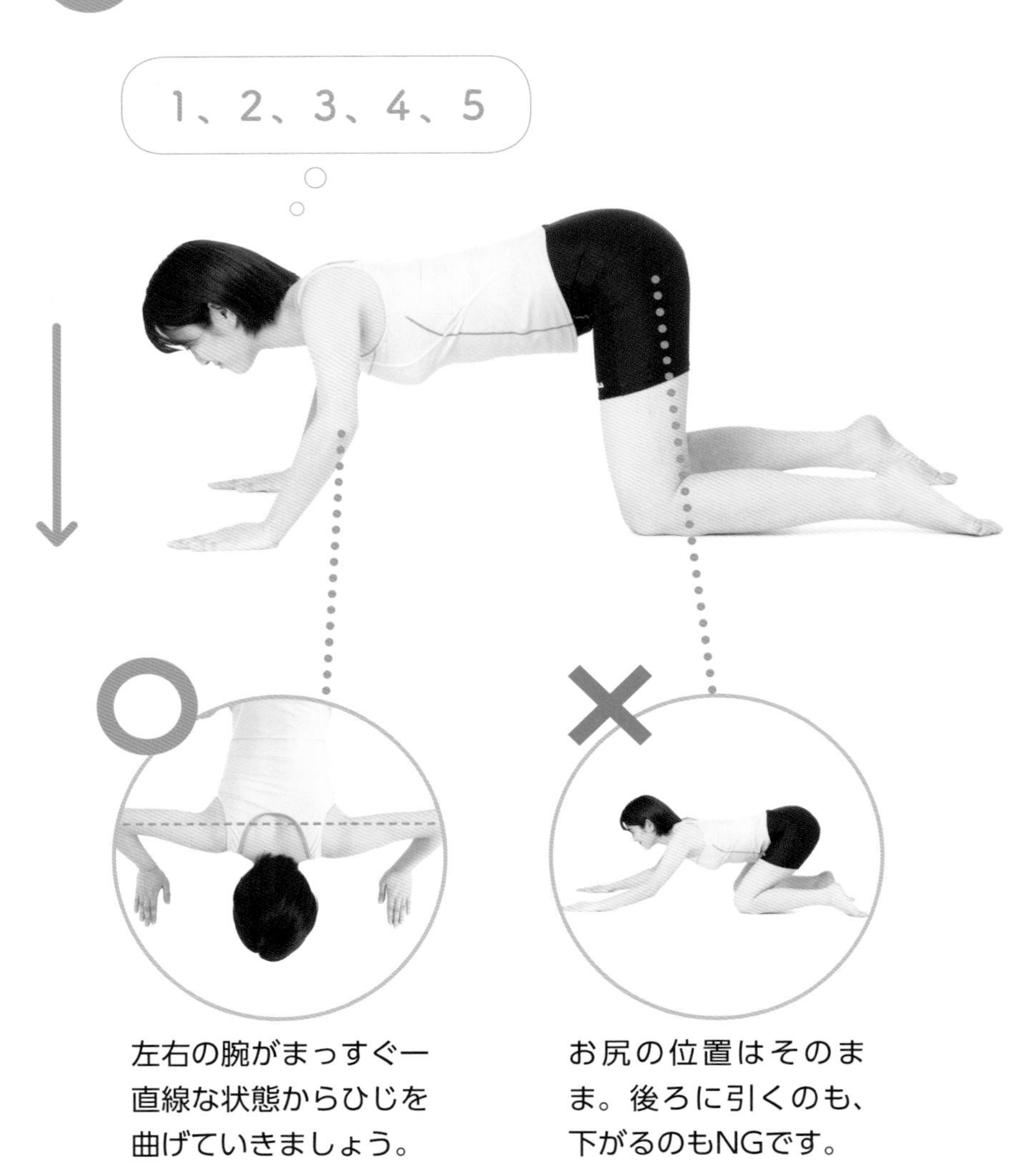

左右の腕がまっすぐ一直線な状態からひじを曲げていきましょう。

お尻の位置はそのまま。後ろに引くのも、下がるのもNGです。

③ 胸が床につく直前で静止し、2秒間キープしたら①の姿勢に戻る

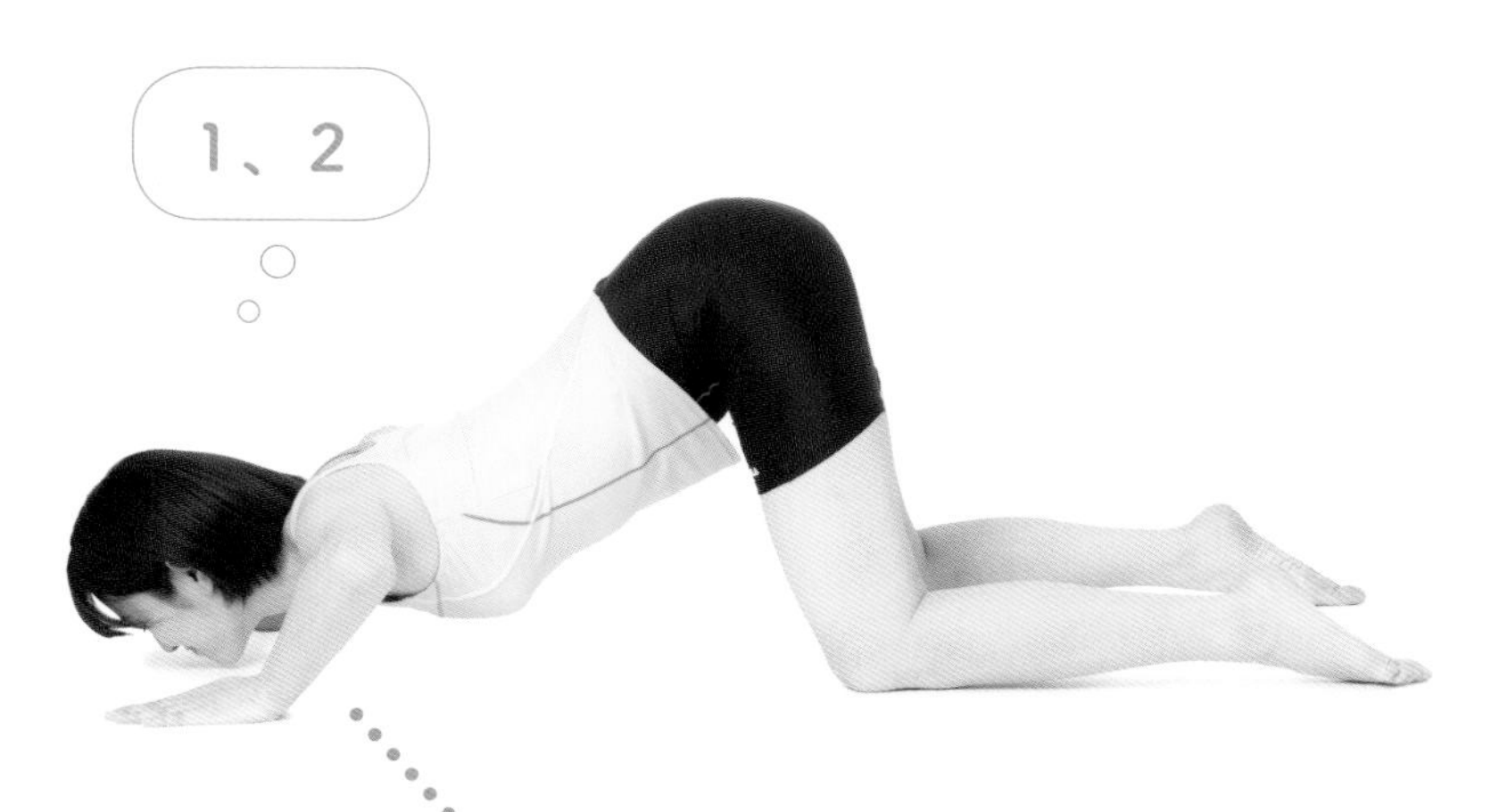

動作は息を止めずに行う。ひじを曲げるときは「いち、にー、さーん、しー、ごー」、キープするときは「いち、にー」と声を出すと、自然に呼吸しながら行えます。

×

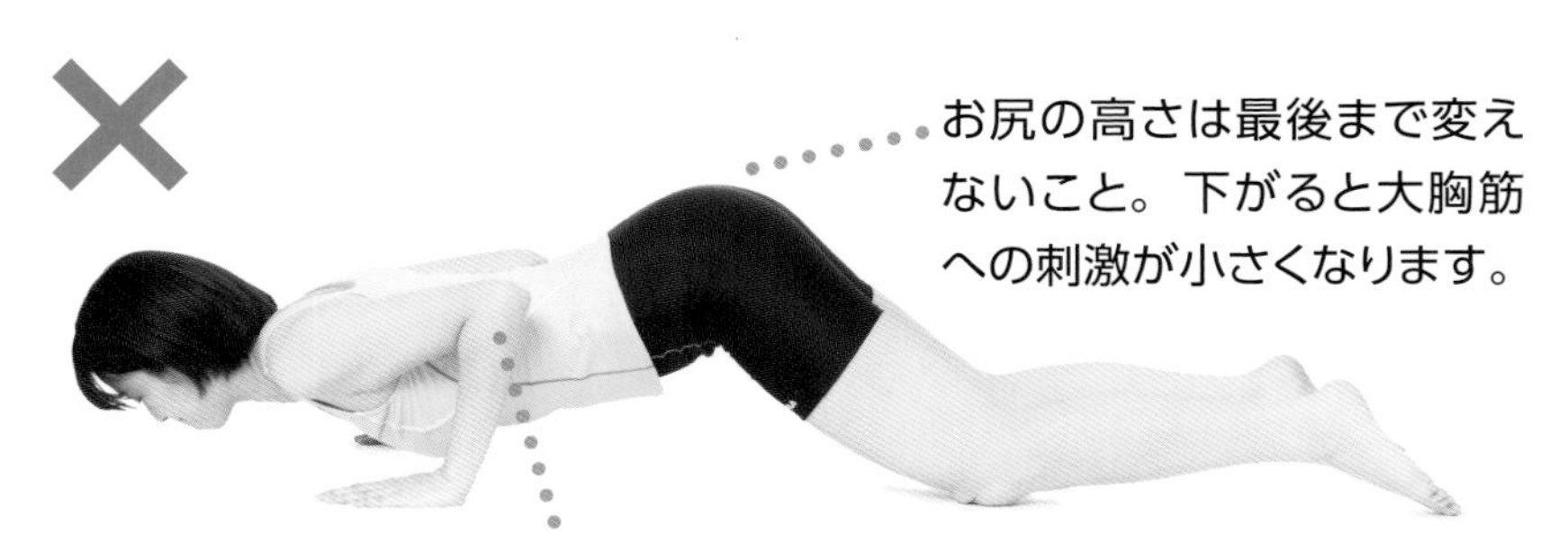

お尻の高さは最後まで変えないこと。下がると大胸筋への刺激が小さくなります。

脇を締めてひじを曲げるのではなく、ひじを外側に開くようにしましょう。

7秒スクワットはゆっくりしゃがんで、反動をつけずに立つ

7秒スクワットで気をつけることを、改めて整理しておきましょう。

まずひとつは、**下半身の筋肉を伸ばすことを意識すること**です。筋肉のなかに蓄えられている**筋グリコーゲンを効率よく使いきるには、伸張性収縮**です。

5秒かけてゆっくり腰を落としながら筋肉をじっくり伸ばし、その状態を2秒キープすることで筋グリコーゲンがどんどん使われ、ブドウ糖を取り込みやすくなります。血液中のブドウ糖が少なくなれば、もちろん血糖値は下がります。

スクワットは、立った状態で行うひざの屈伸運動です。

スポーツ選手が速いスピードで動作を繰り返すシーンを見たことがあるかもしれませんが、**7秒スクワットは、一つひとつの動作をゆっくり、じっくり行うのがポイン**

トです。

特に、ひざを曲げるときはゆっくり腰を落としましょう。5秒かけて落としていくのが基本動作になりますが、慣れて余裕が出てきたら10秒くらいかけてもかまいません。より効果が高くなります。

ひざの屈伸運動として注意したいのは、立ち上がるときです。**立ち上がるときにキープしていたお尻をさらに落として、反動をつけないようにしてください。**反動をつけるとひざに余計な負担をかけることになり、ひざを傷める原因になります。スクワットを継続できなくなったら本末転倒ですからね。

7秒スクワットの第一の目的は、血糖値を安定させること。**続ければ続けるほど筋力を維持できるだけでなく、自然に筋力アップにもつながります。**

そのためにも、7秒スクワットは、「ゆっくりしゃがむ」。このことを忘れないようにしましょう。

7秒スクワットの動作中は呼吸を止めない

気をつけるもうひとつは、**動作中は呼吸を止めないこと**です。

呼吸を止めて動作すると、瞬間的にふだんより大きな力を発揮できます。みなさんも、重い荷物を持ち上げたり、大きくジャンプしたりするときに、一瞬呼吸を止めることがあるのではないでしょうか。

ゆっくりじっくり行う7秒スクワットには、瞬間的な力は必要ではありません。さらにいえば、**呼吸を止めると血圧が急上昇したり、心拍数が速くなったりする場合があります。**

7秒スクワットは、誰にでもできる安全な運動であるのが大前提。無理なく続けられることが大切なのです。

呼吸を止めない方法として私がすすめているのが、声を出しながらスクワットを行

うことです。「いーち、にー、さーん、しー、ごー」と声を出しながら腰を落としていくと、自然に呼吸しながらの動作になります。

もちろん、声を出さずに鼻で呼吸しながらでもかまいませんが、口で呼吸しながらの動作のほうがらくに行えると思います。

毎日行わなくても血糖値は下がる 1日3セットを週2回

運動療法でみなさんが気にするのが、その量と頻度だと思います。

7秒スクワットは、毎日行わなくてかまいません。

1日3セットを週に2回。

これが基本になります。

10回を1セットとし、3セットをゆっくり行ってください。

そして大事なのは、1セット終わるごとに30秒～1分くらい力を抜いて休むことで

す。休憩している間に、筋肉の細胞が、使った筋グリコーゲン分のブドウ糖をどんどん取り込んでくれます。

週に2回というと、少なく感じて逆に不安になる人もいるでしょうが、負荷が軽いとはいえ7秒スクワットも筋トレです。

筋トレは、1日行ったら、1~2日休みを入れるのがセオリー。というのは、トレーニングで傷ついた筋肉には、回復するための時間が必要だからです。その間に、筋肉のなかでたんぱく質の再合成が起こり、さらに強い筋肉になります。

「20分くらいの運動を週2回でいいんだよ」

ウォーキングに代わる運動療法としてスクワットの指導をはじめた頃、この言葉は患者さんに魅力的に聞こえたようでした。

毎日2時間くらい歩くことを考えると、らくに聞こえますからね。

7秒スクワットも、そんな動機ではじめていただいていいと思います。そうやって続けてもらえると、高血糖がみるみる改善していくことになります。

7秒スクワットが習慣になると血糖値が安定する

7秒スクワットの効果は、個人差はありますが、2～4週間すると現れるようになります。血糖値が下がり、低い状態で安定するようになるはずです。

大切なのは、動作で気をつけることをきちんと守り、1日3セット、週2回を続けることです。

運動習慣がない人や運動に自信のない人は、少ない回数、セット数からはじめてもかまいません。

基本の7秒スクワットが難しい人は、「足腰に自信がない人のための7秒スクワット」からで十分。まずは続けてみることです。目的は筋肉の燃料倉庫を空っぽにすることですから、ひざや腰が痛くて歩けない人でも、「ゆっくり座る運動」ならできるはずです。

オプションとして紹介した「7秒プッシュアップ」は、余力のある人やスクワットだけでは物足りない人はチャレンジしてみてください。スクワットと併用すると、血糖値を下げる効果がさらに高くなります。

ちなみにスクワットとプッシュアップは鍛える場所が異なるので、今日はスクワット、明日はプッシュアップというやり方でも問題ありません。

7秒スクワットは安全な運動ですが、万一、動作中に痛みや違和感があったときは、即座に中止し、かかりつけの医師に相談するようにしてください。7秒スクワットは、いつからでも再開できます。

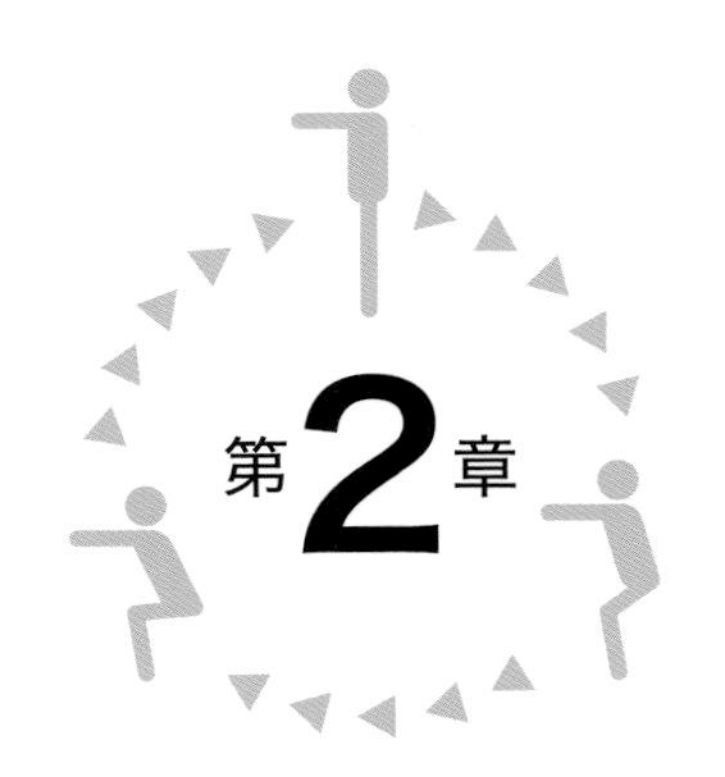

第2章

筋肉を鍛えれば糖尿病なんて怖くない！

糖尿病が右肩上がりに増えたのは平均寿命が延びたから？

厚生労働省によると、**糖尿病患者は予備群を含めると約2000万人**といわれています。国民の5人に1人という数字です。

特定検診や特定保健指導が浸透してきたことで**予備群は減少してきていますが、糖尿病患者は右肩上がり。**

2017年の「患者調査の概況」によると、前回調査（2014年）から12万3000人増えて、328万9000人（男性184万8000人、女性144万2000人）になります。

糖尿病患者が増えている原因はいったい何なのでしょうか？

糖尿病患者数と総カロリー摂取量の推移、平均寿命の推移を並べてみると面白いことに気づきます。

糖尿病患者数と総カロリー摂取量の推移

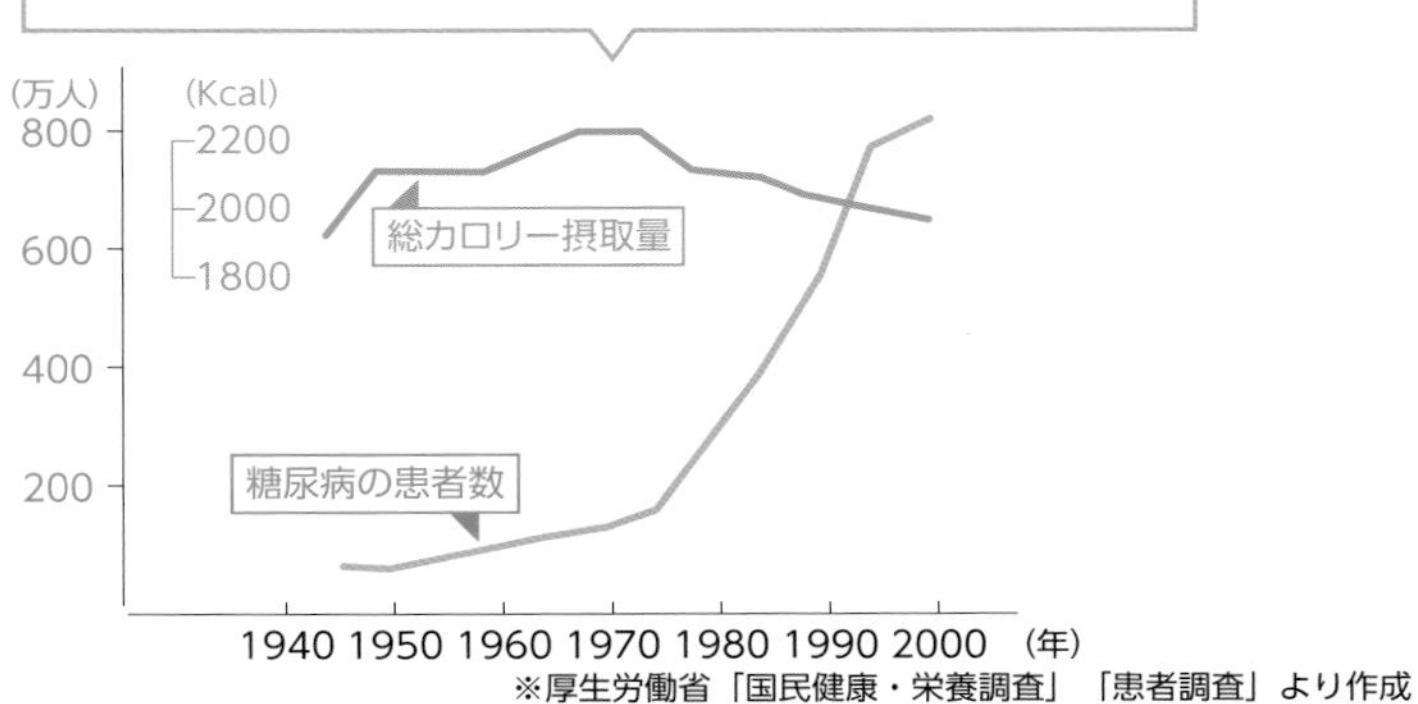

※厚生労働省「国民健康・栄養調査」「患者調査」より作成

平均寿命推移

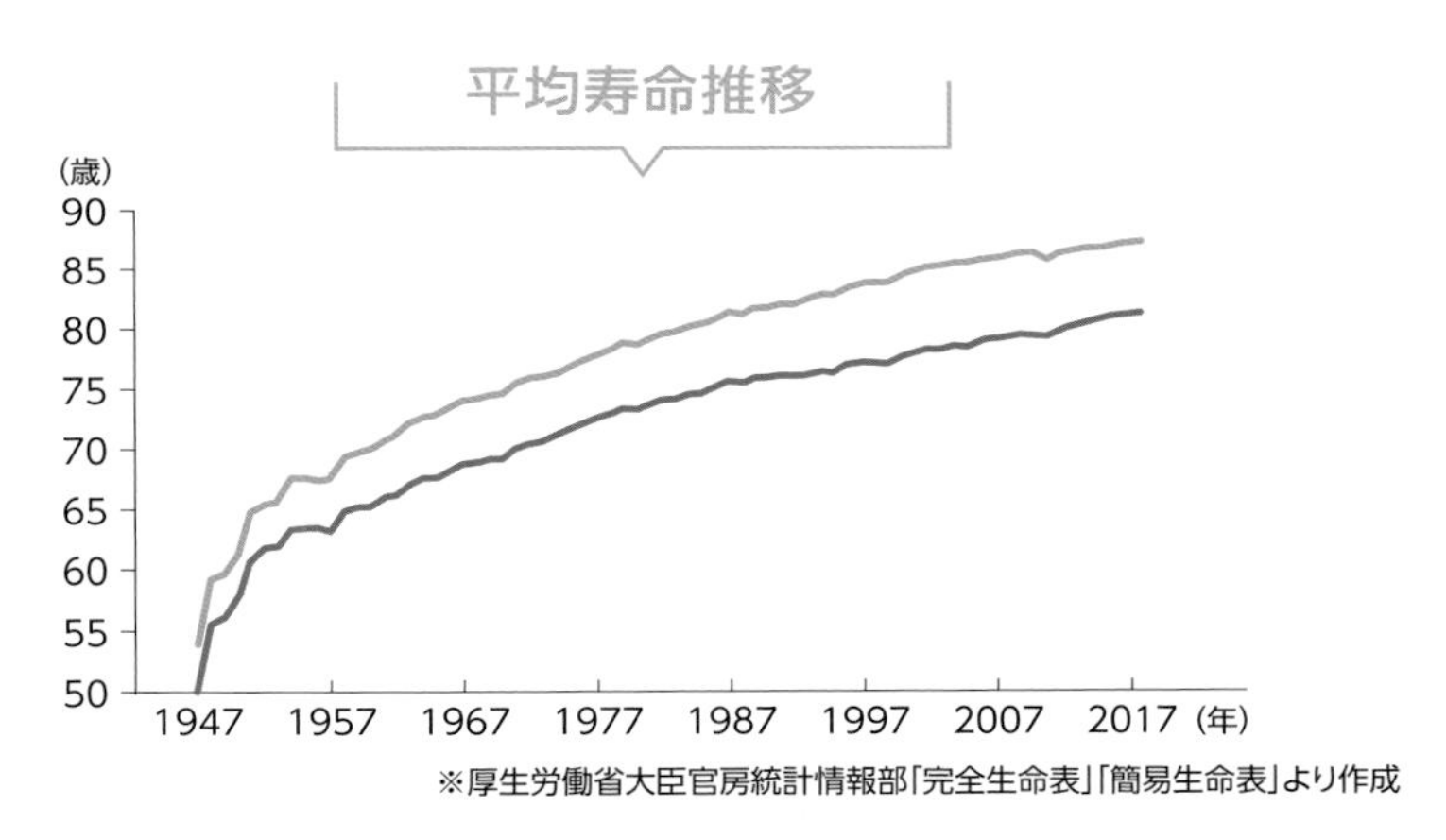

※厚生労働省大臣官房統計情報部「完全生命表」「簡易生命表」より作成

糖尿病患者・予備群の年齢別割合

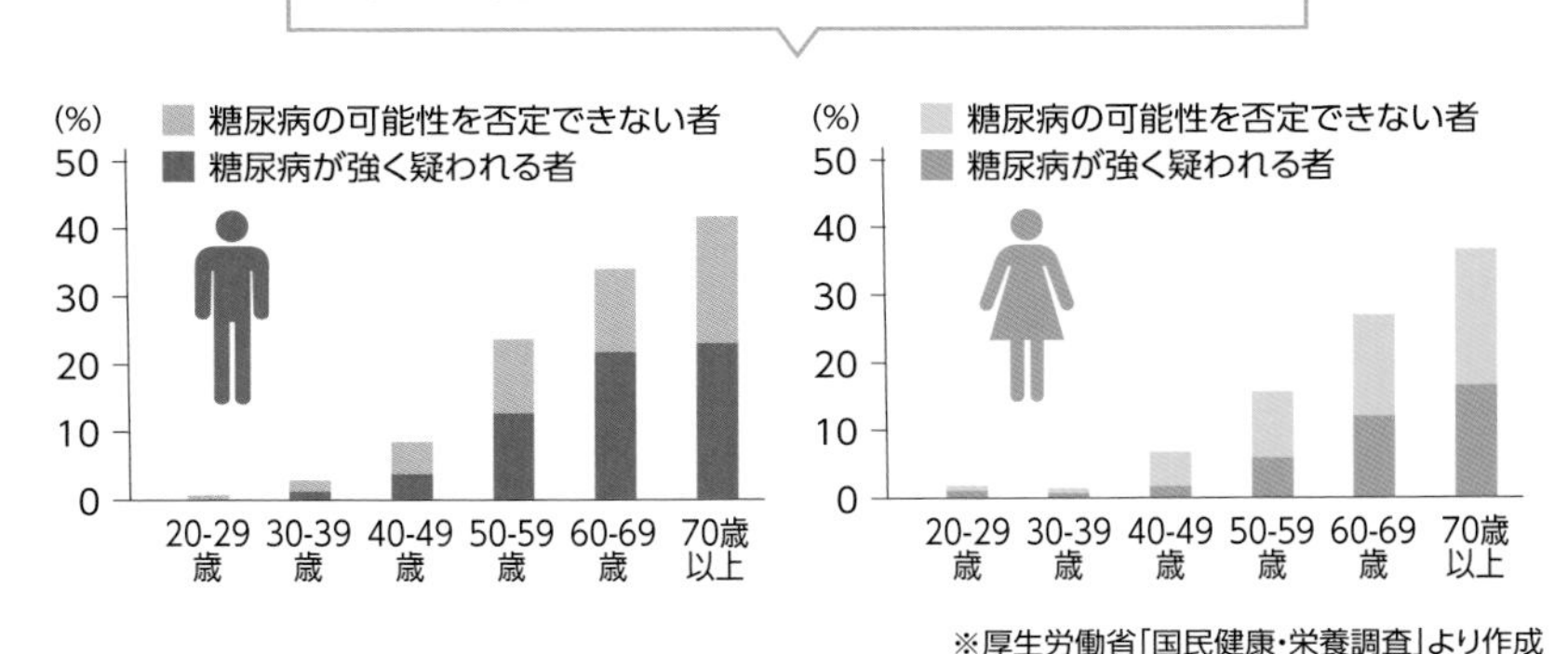

※厚生労働省「国民健康・栄養調査」より作成

前ページの3つのグラフは、戦後から1970年くらいまでは同じように高くなっています。しかし、総カロリー量は、ここ最近は減少傾向。つまり、**近年増えている糖尿病の患者は、必ずしも食べ過ぎが原因とは限らない**ということです。

これまでは、糖尿病増加の原因は食生活の欧米化といわれていました。だからこそ、カロリー制限が食事療法の柱だったのです。

一方、平均寿命の推移は糖尿病の推移と同じように延びてきています。さらに、糖尿病患者の年齢別構成をみると、男女ともに60代から急激に増えています。

このグラフからいえることは、**寿命の延びが糖尿病患者の増加と関係している**ということです。寿命が延びた背景には、社会環境の整備、医療の充実などとともに脂質やたんぱく質を摂る食生活への変化があります。しかし最近は、摂取カロリーが減ってきています。

どうして60歳以上の人たちに糖尿病が増えてきているのでしょうか?

それは、糖質の処理能力と考えられます。**食事で摂った糖質の8割を消費する筋肉が、加齢や運動不足などで衰えてくるからなのです。**

運動療法で高血糖を改善できれば、治療費は3分の1に

目的地へたどり着くためには、歩く、走る、自転車で行く、車で行くなどいくつかの方法があるように、糖尿病の治療にもいくつかの方法があります。

食事療法、運動療法、そして薬物療法。

この3つが糖尿病治療の主な方法で、症状によって組み合わせや薬の内容が異なってきます。

具体的にどれくらいの治療費になるかというと、**糖尿病患者一人当たりの自己負担額（3割）は、年間で約4～13万円。**

もっとも費用がかからないのは、食事療法＋運動療法です。

診察料や検査料など、基本的な診察費のみで済むため、毎月の負担額は約3600円。年間の自己負担額は約4万3000円になります。

糖尿病と診断されると、まず食事と運動で高血糖状態を改善することからはじまります。この段階で血糖値が下がり、正常値の範囲で安定するようになると治療終了。あとは血糖値が上がらない生活を心がけると、ほとんど再発はなくなります。

この段階で健康な体と生活を取り戻してもらいたくて考案したのが、7秒スクワット。もちろん糖尿病予備群の段階でも、薬物治療をはじめてからでも、インスリンに頼らずに血糖値を下げる効果があります。

予備群の段階から7秒スクワットをはじめれば、糖尿病になることもなく、治療にかかるお金は一切必要ないということです。

実際の医療の現場では、食事療法＋運動療法に加えて、少なからず薬物療法をはじめることが多いようです。

これは、食事療法と運動療法は患者が自宅で実践するかどうかが治療効果にかかわるため、患者側も結果を求めて血糖値が下がる薬の処方を希望するからでもあります。**入院のように患者の生活を管理できる環境でないと、食事や運動を徹底させるのは難しい**ところがあります。

そのためにも、誰でも安全に続けられる運動療法が必要だったのです。

口から飲む薬には、食事から摂った糖質の分解や吸収を遅くする薬、そして糖を体の外に出してしまう薬、インスリンの機能を改善する薬などがあります。

こうした薬を2種類処方されたとすると、基本的な診察費に薬代が加算されて、月々の自己負担額は約7500円。年間約9万円になります。

ここまでの治療でも症状が改善しない場合、また1型の人は、注射などで体の外からインスリンを補充する必要が出てきます。

インスリン療法は薬代に加えて、自宅で注射や血糖値測定を行うための指導管理が加算されます。そうなると、月々の自己負担額は約1万1000円。年間約13万2000円になります。

糖尿病を治療するだけでこれだけの費用がかかるうえに、糖尿病には合併症のリスクがあります。**合併症を発症すると、治療費は糖尿病治療のレベルではなくなります。**

だからこそ、食事療法＋運動療法の段階で、しっかり治しておくべきなのです。

医師も患者も運動療法に積極的にならない理由

食事療法＋運動療法だけなら、基本的な診察費のみで済みます。

ところが、**医療の現場で軽視されているのが運動療法**です。

糖尿病と筋肉の関係性は明らかなのに、しかも、糖尿病を改善する効果もあるのに軽視されているのが、私にはとても不思議です。

その事実を知らないのか、運動療法のやり方がわからないのか。

２００８年に「運動療法運動処方確立のための調査研究委員会」が行ったアンケートによると、**初診で来た患者に食事療法を「ほぼ全員に指導する」と答えた割合は70~80%、運動療法を「ほぼ全員に指導する」と答えたのは40%。約半分**です。

さらにいえば、糖尿病専門医が運動処方箋（せん）を切って運動を指導しているのは、たったの９%。

高血糖を改善し、血糖値を安定させるために運動療法が大切なことはわかっているのに、実際は具体的な指導をしていないのです。**多くの内科医が、糖尿病対策は食事療法と薬物療法で十分と考えている**ようです。とりあえず運動療法を指導しているという医師も、「散歩を欠かさないでくださいね」というレベル。

運動療法ならお金をかけずに高血糖を改善できるのにもったいないですよね。

次ページの表は、患者側、医師側それぞれの運動療法をしない理由です。

ともに一番目は「時間がない」。

しかし私は、医師からすると「患者にやる気がない」、患者からすると「どういう運動をしていいのかわからない」が本音だと思っています。

患者は、お金がかからずに高血糖が改善するなら、運動療法に取り組む意思はあるのです。もちろん、厳格に管理できる入院ではなく、自宅で実践してもらうことになるので、「効果がある」「自分にもできそう」「続けられそう」といった条件はあるでしょうが……。

患者・医師それぞれの運動療法をしない理由

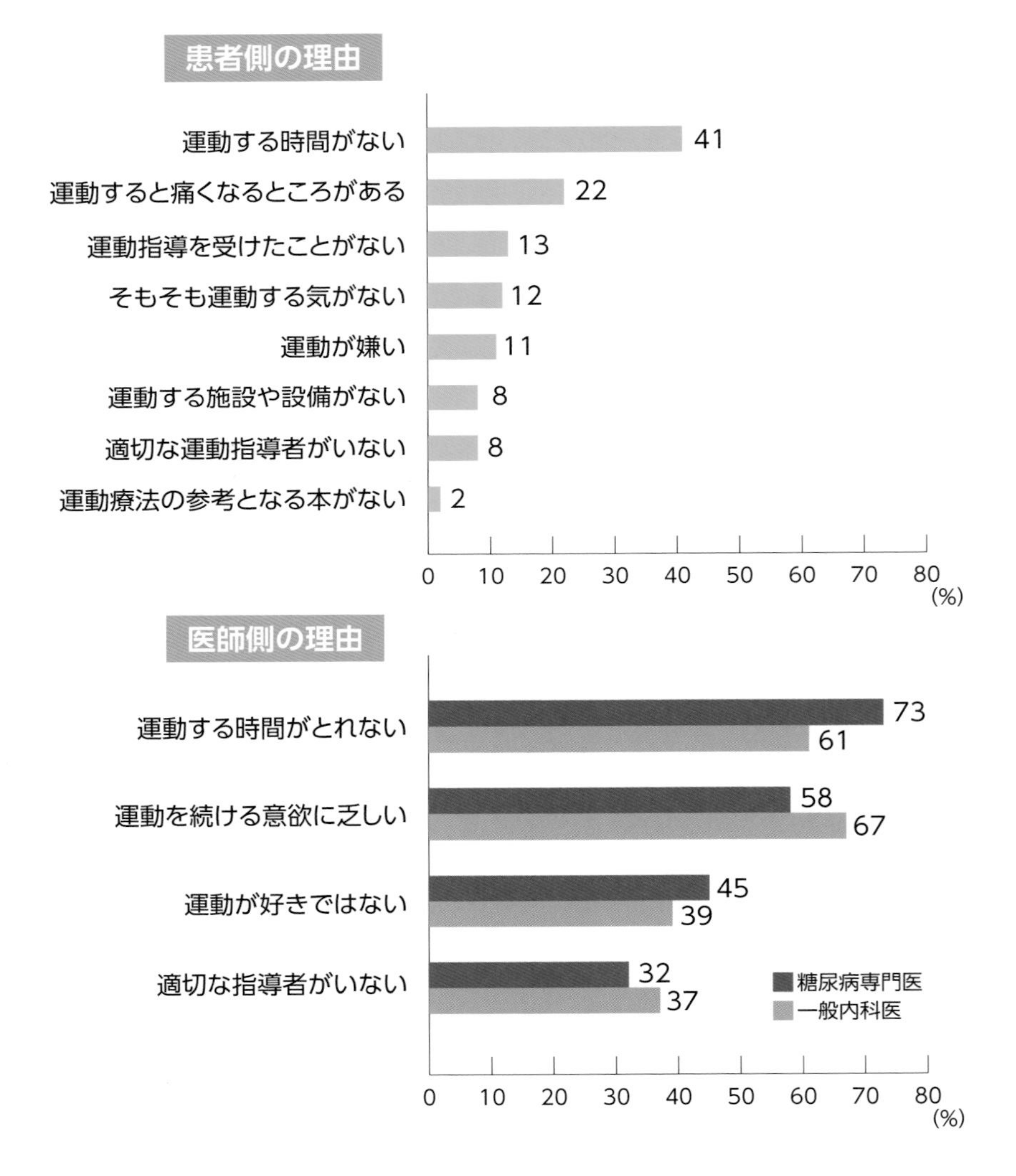

※わが国における糖尿病運動療法の実施状況（第2報）―患者側への質問紙全国調査成績―
糖尿病運動療法・運動処方確立のための学術調査研究委員会
〔糖尿病 58（8）：568～575，2015〕より作成

運動療法3カ月だけでヘモグロビンA1cが低下する

糖尿病の運動療法には、ウォーキング、ジョギングなどの有酸素運動と筋トレなどの無酸素運動があります。

どちらの運動も、糖尿病治療に効果があることがわかっています。**有酸素運動には血液循環がよくなる、体脂肪が減少する、無酸素運動には血糖値を下げるなどの効果がありますが、どちらの運動にも共通するのが、インスリンの働きがよくなること**です。

筋肉や脂肪の細胞を刺激して敏感になることで、インスリンがブドウ糖の搬入口のカギを開けやすくなるといわれています。

運動療法3カ月だけで、糖尿病の指標のひとつであるヘモグロビンA1c（HbA1c…ヘモグロビンエーワンシー）の数値は改善します。

ヘモグロビンＡ１ｃでは、１～２カ月間の血糖値の状態がわかります。

赤血球のなかにあって酸素を運搬するために働いているヘモグロビンは、ブドウ糖とくっつくと糖化ヘモグロビンになります。血液のなかのブドウ糖が多ければ多いほど、その量は増えます。

つまり、高血糖が続くと、それだけ糖化ヘモグロビンが増えるということです。

総ヘモグロビン量に占める糖化ヘモグロビンの割合が、ヘモグロビンＡ１ｃ。**６・５％以上なら「糖尿病型」**と判定されます。ただし、この数値だけですぐに糖尿病と診断されるわけではありません。

ヘモグロビンＡ１ｃで１～２カ月間の血糖値の状態がわかるのは、赤血球の寿命が終わるまで、血液中の糖化ヘモグロビンがなくなることはないからです。

糖尿病患者を対象にした有酸素運動のみ、筋トレのみ、有酸素運動＋筋トレの３パターンで行った調査によると、いずれの運動療法のパターンでも、３カ月でヘモグロビンＡ１ｃが０・５１～０・７３％も低下したという報告があります。

どういう運動療法であれ、3カ月続けられればインスリンの働きが回復し、高血糖を改善できるということです。

高齢者も太った人も1日1万歩はとても歩けない

糖尿病対策の運動療法は、ウォーキングやエアロビクスなどの有酸素運動。

そう思っている人が多いと思います。医師も、とりあえず「歩きましょう」と指導することが多いように見受けられます。患者側も、ウォーキングくらいなら手軽にはじめられそうですよね。

有酸素運動が間違っているわけではありません。

有酸素運動のエネルギー源となるのは、糖と脂肪です。血液のなかのブドウ糖も消費するし、運動している時間が長くなればなるほど脂肪を使う比率が高くなり、肥満

歩行とインスリン抵抗性

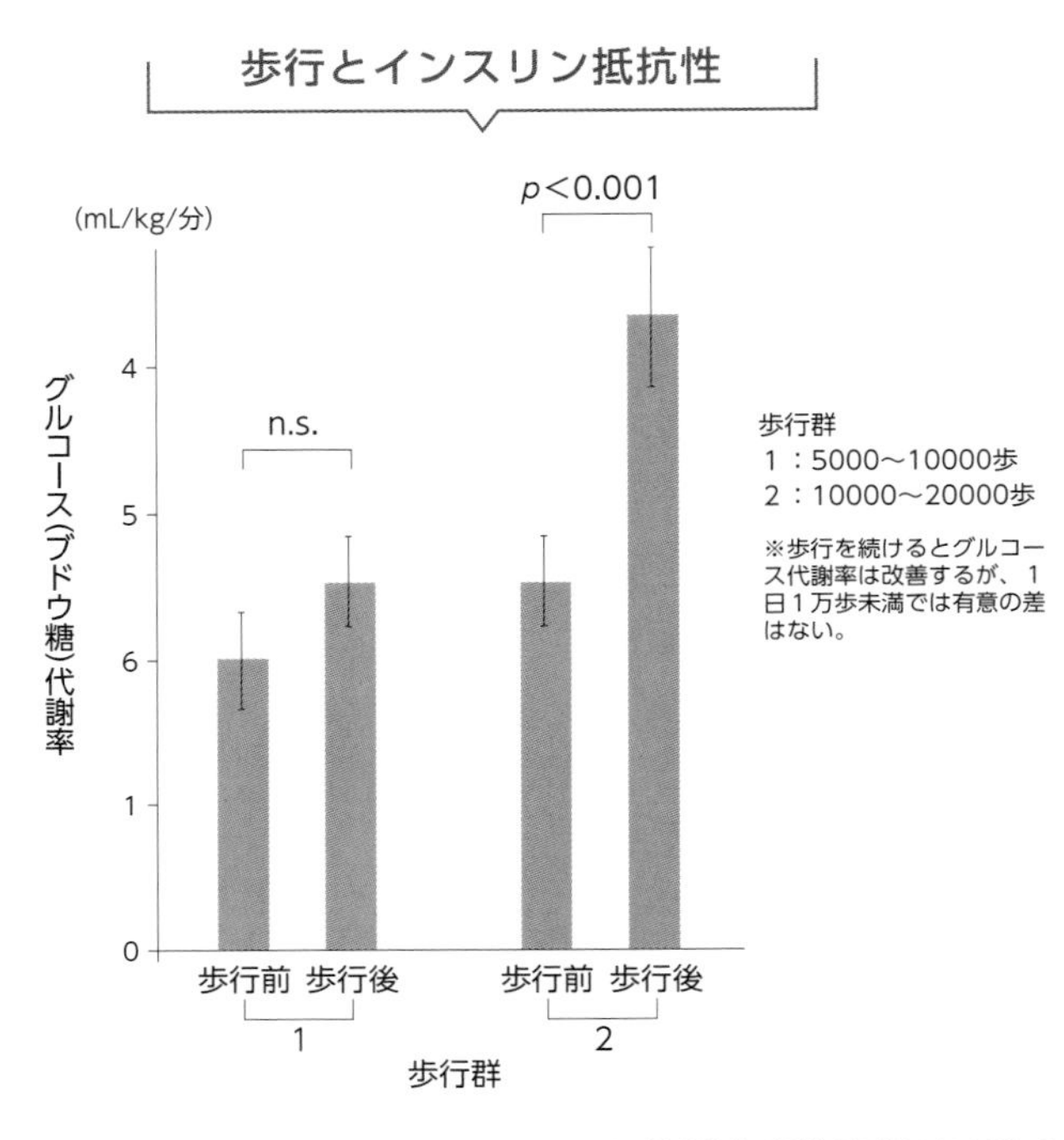

※『糖尿病運動療法指導の手引き　改訂第2版』(佐藤祐造／編著)南江堂2001より作成

解消にもつながります。

また、有酸素運動を続けることによって心肺機能が強くなり、体のすみずみまで酸素や栄養分を届ける能力も高まります。もちろん、インスリン抵抗性も改善します。

しかし私は、**ウォーキングは糖尿病の運動療法に向いていない**と考えています。

というのは、ウォーキングには運動量の問題があるからです。

インスリン抵抗性を改善するために必要なウォーキングの歩数は、1日1万5000〜2万歩といわれています。糖尿病改善のためとはいえ、毎日、約2～3時間も歩くのは難しいと思います。

厚生労働省の「平成29年国民健康・栄養調査結果の概要」によると、成人の1日当たりの平均歩数は男性6846歩、女性5867歩。健康のためのウォーキングとして推奨されている「1日1万歩」にも届かないのが現実です。

男女ともに、ふだんの生活より2倍歩いても、インスリン抵抗性の改善につながらないのですから、「歩きなさい」と指導するのもどうでしょうか。

さらに、糖尿病患者および予備群の多くは、どちらかというと太っていたり、高年齢だったりします。そういう人たちは長時間動く体力がなく、長時間歩くとひざや腰に負担がかかる傾向があります。

特に**高齢者の長時間の歩行は転倒リスクを高める**ことにもなり、転倒して骨折となると、寝たきり生活を余儀なくされることがあります。

アメリカの糖尿病学会では、高齢者の持久力トレーニングは肥満治療にも効果が小さいという報告もあります。30～40分程度の有酸素運動では、100～200キロカロリーくらいしかエネルギーを消費できないからです。

ごはん茶碗一杯は、約160グラム。エネルギーに換算すると、約270キロカロリーになります。

つまり、**ダイエットが目的なら、1時間近くがんばって歩くより、夕食のごはんを一杯がまんすればいい**ということです。そのほうがらくだと思いませんか？　しかもダイエット効果も大きくなります。

私も、糖尿病治療に運動療法を取り入れはじめた頃は、患者さんに歩くことをすすめていました。

ところが、なかなか効果が出ませんでした。糖尿病が改善する手ごたえを感じることさえありませんでした。当時は、患者さんに5000歩くらいのウォーキングをすすめていましたが、それでも歩きはじめて数日経つと、「先生、足が痛い」と患者さんから泣きが入ります。

その時点で、私は運動療法としてのウォーキング指導をあきらめました。

血糖値を下げる筋力トレーニングは高齢者にも安全、らくちん

筋力トレーニングがインスリン抵抗性を改善することが日本で認められるようになったのはつい最近のことで、２００４年くらいからになります。しかも、医療の現場ではまだまだ浸透しているとは言えません。

いまでも筋トレは、有酸素運動で効果が出ないときに補助的に行われていることが多いようです。

最大の理由は、「筋力トレーニングは危ない運動」だと思われているからです。

２型糖尿病を患っている人は高齢の方や肥満傾向の方が多く、体力的に厳しいし、トレーニング中の血圧上昇が合併症につながると考えられています。

それは、大きな誤解です。

筋トレは、みなさんがイメージするほど危ないトレーニングではありません。

いろいろな運動の1000時間当たりの障害発生件数を調べたデータがあります（※）。それを見ると、サッカーやラグビーなどの球技は15〜81件、ランニングは7・7件、そして筋トレはというと、なんと1件にも満たない件数です。

単純動作を繰り返す筋トレは、間違った動作をしない限り、安全な運動なのです。

血圧上昇についても誤解があります。

筋トレというと、バーベルやダンベルを持って上げたり下げたりするハードなトレーニングを思い浮かべる人が多いと思います。そういった運動が筋トレのすべてではありません。筋肉に負荷をかけて行うトレーニングは、すべて筋力トレーニングです。

第1章で紹介した、自分の体重を負荷にした7秒スクワットも、7秒プッシュアップも、もちろん筋トレ。

筋肉を太くするのが目的なら重い負荷を必要としますが、血糖値を下げるのが目的なら、そのくらいの負荷で十分なのです。

※The Epidemiology of Injuries Across the Weight-Training Sports. Incidence of Running-Related Injuries Per 1000 h of running in Different Types of Runners: A Systematic Review and Meta-Analysis.

それだけで、加齢で衰えてきた筋肉量をしっかり維持することができます。

血圧が上昇するというのは、バーベルを持ち上げるときのような瞬間的に力を発揮するイメージが強いのでしょう。これは、筋トレに限らず、重いものを持ち上げるときなどに起こる現象です。たしかに一瞬呼吸を止めるいきむ動作では、血圧が上がる可能性があります。

そのリスクを回避するために、7秒スクワットは呼吸を止めずに行うのです。

血糖値を下げる筋トレは、そもそもウォーキングでリタイアするような人たちのための運動療法です。

みなさんがイメージする筋トレが続くわけがありません。取り組んでみようとも思わないですよね。

糖尿病でインスリンの働きが悪くなるのは筋肉だけ

糖尿病の運動療法としてスクワットを取り入れて確信したことがあります。

それは、「糖尿病は筋肉の糖代謝が低下して起こる病気」だということです。


健康な人と2型糖尿病の人のブドウ糖の取り込み率を比較すると、糖尿病と筋肉の関係がよくわかります（左図）。

食事で摂った糖質はブドウ糖に分解され、体のあらゆる器官のエネルギー源として各器官の細胞に取り込まれます。

図の左は、健康な人のブドウ糖の取り込み率です。筋肉が圧倒的に多いのがわかると思います。


血液のなかに流れ込んだブドウ糖の約8割は、筋肉で消費されているのです。

健康な人と２型糖尿病のブドウ糖の取り込み率

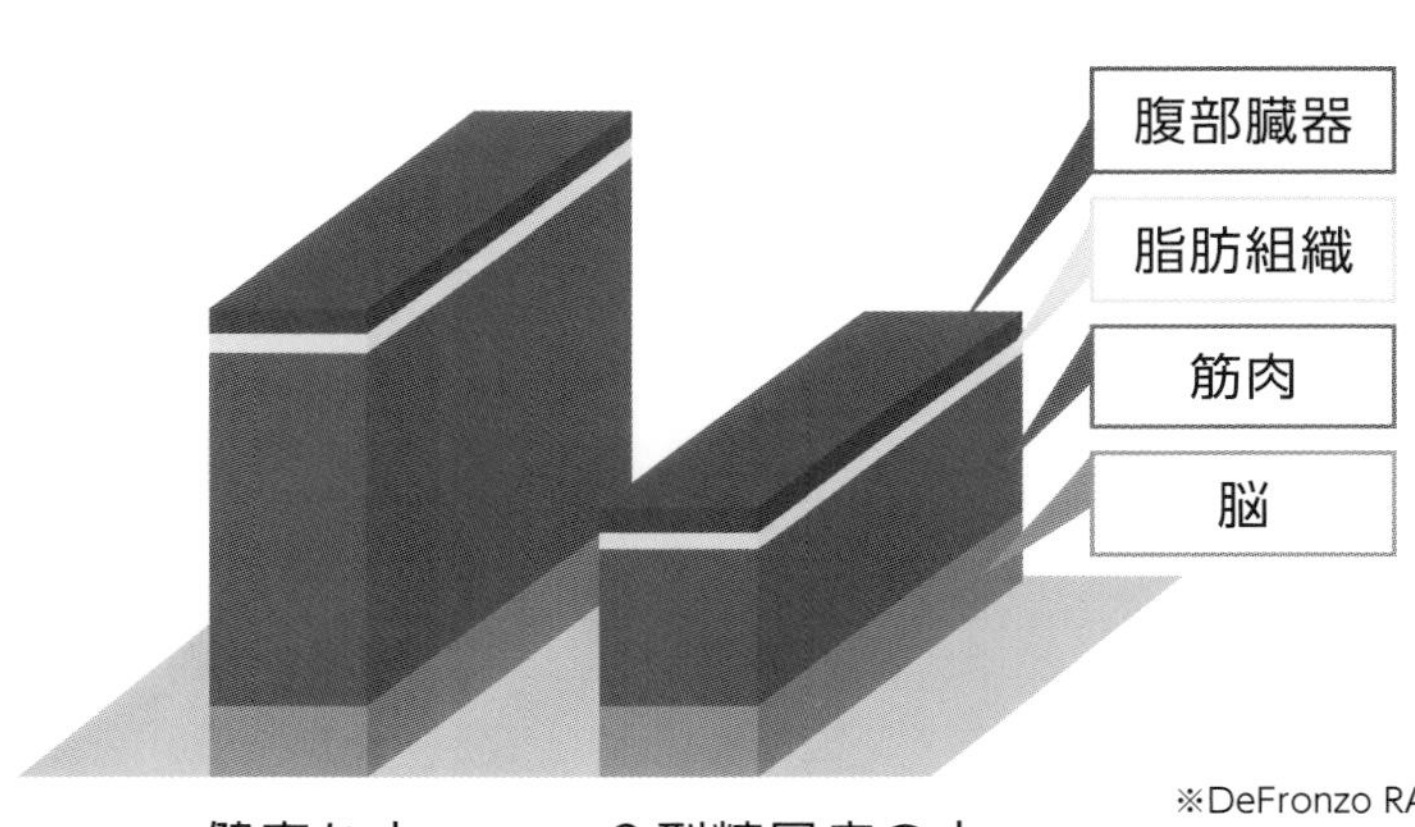

※DeFronzo RA:Diabetes 37(6):667-687,1988

図の右は、２型糖尿病の人のブドウ糖の取り込み率です。

腹部臓器、脂肪組織、脳の比率はほとんど同じですが、筋肉は半分以下に落ちてしまいます。

この図からわかることは、**２型糖尿病の人も、腹部臓器、脂肪組織、脳の細胞では、健康な人と同じようにブドウ糖を取り込めている**ということです。

インスリンの働きそのものが悪くなっているわけではありません。

ところが、筋肉の細胞だけは、２型糖尿病になるとインスリンの働きが悪くなります。

これは**インスリンというより、筋肉の細胞のほうに問題がある**ということ。これをインスリン感受性の低下といいます。

つまり、**筋肉の細胞のインスリン感受性を高めることができれば、インスリンの働きが回復し、糖尿病を改善できる**ということです。

糖尿病の原因は筋肉なのですから、運動療法が筋肉をターゲットにするのは必然なのです。

筋肉は運動不足、加齢によってどんどん減少する

60歳以上で糖尿病が急増するといわれる理由のひとつは、筋肉量の減少です。

というのは、筋肉は加齢とともに減少するからです。

筋肉量のピークは20~30代。減少スピードは40歳半ばから一気に加速し、大きな筋肉である太ももは、30~70歳までの40年間で、前側が約半分、後ろ側が3分の2まで

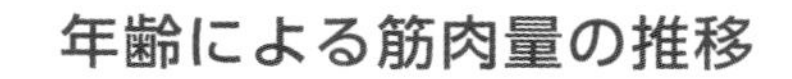

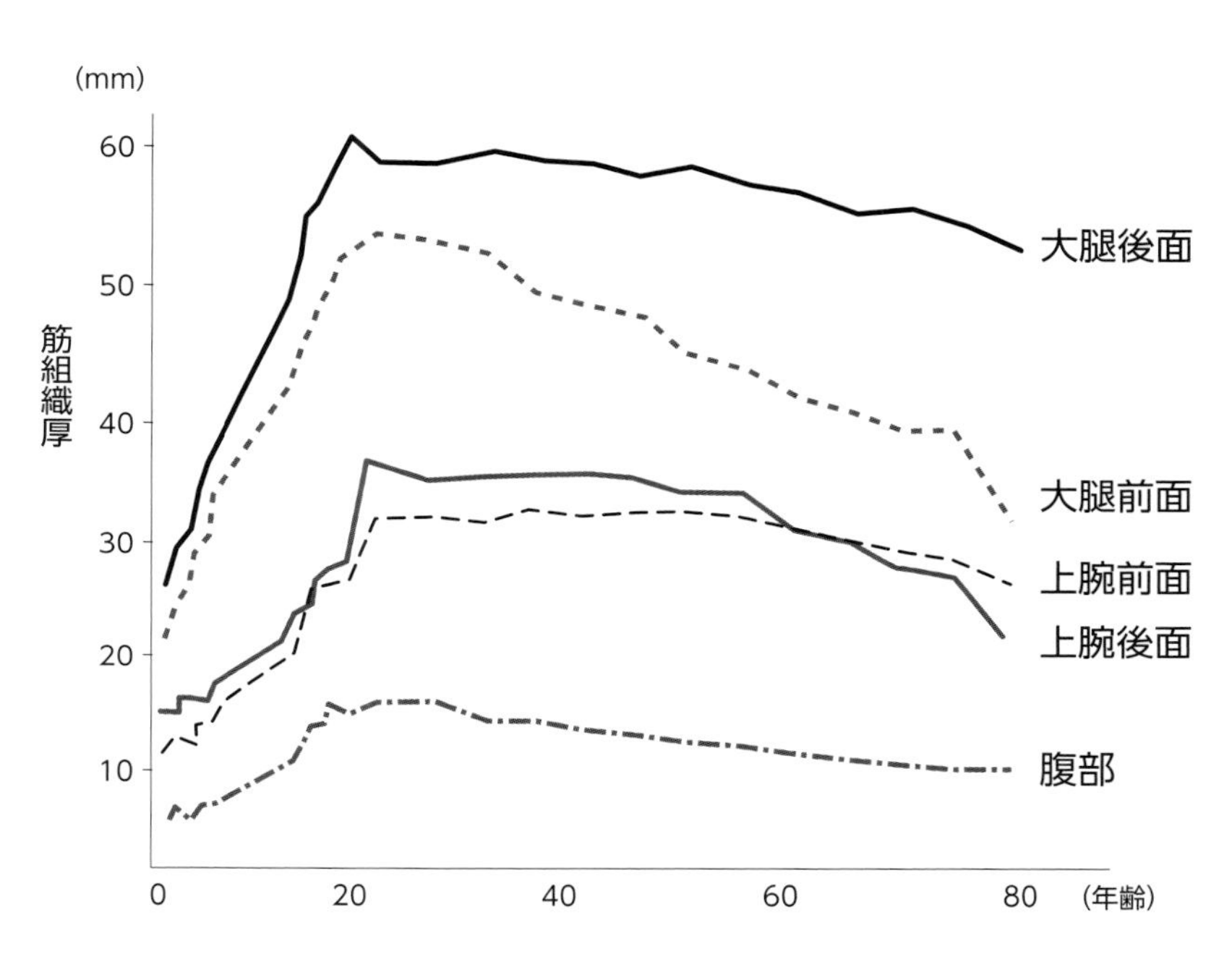

※Abe et al. 1995より作成

落ちるといわれています。

後ろ側の衰えがゆるやかなのは、歩くときに前側より刺激されるからです。平坦な道を、毎回足を大きく上げながら歩く人はいませんからね。

筋肉の衰えが血糖値に影響を与えるのは、加齢とともに衰えやすい大きな筋肉は速筋が多いからです。

速筋は筋グリコーゲンを多く含み、大量のエネルギーを消費します。太ももの前側の大腿四頭筋は6割以上が速筋。それが半分になるのですから、糖質を消費する量も大幅に減少します。

加齢に加えて筋肉の衰えを加速させるのが、運動不足です。速筋には、使えば太くなるし、使わなければ細くなるという特性があります。たとえスポーツ選手だったとしても、ベッドで寝たきりの生活を1週間も続けると、あっという間に太ももの筋肉が細くなります。

骨折してギプス固定されたことのある人なら、ギプスを外した部分の筋肉が細くなっていたという経験があると思います。

第1章で話したように、糖尿病を遠ざけるだけなら、いまある筋肉量を維持するだけで十分ですが、運動不足で筋肉が減少している人は、維持さえできていないということです。

筋肉を維持するだけなら、毎日の生活に7秒スクワットを週2回プラスするだけで可能なのです。

食事療法で気をつけるのは脂質ではなく糖質

血糖値を下げる食事についても話しておきましょう。7秒スクワットに加えて食事療法を実践することで、より血糖値をコントロールできるようになります。

第2章の最初で述べたように、日本人の総カロリー摂取量は減少傾向にあります。脂質も、たんぱく質も、実は糖質も減ってきています。それでも2型糖尿病が増えているのは、糖質をもっとも消費する筋肉に問題があるからです。

この状況でも、食事療法は糖尿病治療の基本として多くの医師が指導しています。私も、7秒スクワットと併せて食事に気をつけるように指導しています。

理由のひとつは、**糖質を減らせば血糖値の上昇を抑えられる**からです。また、**血液のなかに流れ込むブドウ糖の量が減れば、それだけ運動療法の効果も高くなります。**

理由のもうひとつは、**糖質を減らせば、すい臓を休ませられる**からです。
インスリンの働きが悪くなるのは、筋肉側の問題もありますが、インスリン側に問題があることもあります。主な原因は糖質の摂り過ぎ。すい臓は、血液のなかのブドウ糖の量に合わせてインスリンを分泌するため、食事の度に大量に分泌していると疲れてしまうのです。

そもそも、**糖質を摂らなければ高血糖になることはありません。**だとしたら、糖質を摂らなければいいという極論になりますが、実は、人間は炭水化物をまったく摂らなくても大丈夫なのです。

筋骨隆々の百獣の王であるライオンは、白米を食べていますか？　パンを食べていますか？　食べていないですよね。そもそも狩猟民族だった頃の人類も穀物を食べなくても生きていました。

炭水化物は三大栄養のひとつですが、たんぱく質の必須アミノ酸、脂質の必須脂肪酸のように、必須○○がありません。

必須アミノ酸や必須脂肪酸は、人間が生きていくために必要な栄養素です。あえて

「必須」と呼ぶのは、体内でつくることができないため、食事などで外から摂りなさい、ということです。私たちが摂取する栄養分の約6割は炭水化物と言われていますが、実のところ必須ではありません。**生きていくために必要なのは、水とたんぱく質と脂質。**ビタミンやミネラルなども必要ですが、**糖質はほとんどいらない**のです。

なぜかというと、私たちの体は、ブドウ糖がなくてもエネルギーをつくれるからです。ブドウ糖が重宝されるのは、脂肪やたんぱく質からエネルギーをつくるにはひと手間必要ですが、ブドウ糖はすぐにエネルギーとして使えるからです。

糖質が絶対に必要なのは、脳のグリア細胞と血液の赤血球のみ。糖質は脳の重要なエネルギーといわれますが、グリア細胞以外は、肝臓で脂肪を分解してつくるケトン体をエネルギー源にすることができます。赤血球はエネルギーをつくる工場といわれるミトコンドリアがないため、糖質をエネルギーにするしかありません。

人間が生きていくために最低限必要な糖質は、わずかに5グラム。20キロカロリーで足りるといわれています。

食事療法は夕食の炭水化物を控えるだけで十分

白米とチャーハン、どちらが糖尿病に悪いと思いますか？

油を使っているチャーハンのようですが、悪いのは白米。なぜなら、チャーハンはお米が油でコーティングされているため、体のなかに入ってきても血糖値が急激に上がらないからです。

糖尿病の食事療法に「カロリー制限」という考え方がありますが、総カロリー摂取量が減少しても糖尿病患者が増えている事実からもはやナンセンス。脂質に対するイメージも大きく変わってきています。

コレステロールには悪いイメージがありますが、コレステロールは血管の壁や脳の組織、ホルモンなどの材料になります。

さらに、コレステロールを含む食事をいくら摂っても、血液のなかに含まれるコレステロールの2割以上にはならないことがわかってきました。残り8割をつくるのは肝臓。食事でコレステロールが摂れなければ、不足分は、やはり肝臓でつくります。体のなかでつくるようになっているのは、コレステロールがそれだけ大事な成分だからです。

食事療法のターゲットは脂質ではないとなると、糖質ということになります。しかし、**糖質を制限するのはなかなかたいへんです。**というのは､子どもの頃からお米を食べて育ってきた私たちは､糖質依存体質になっているからです。

糖質は麻薬より脳への刺激が強いといわれています。

モルモットを使った実験があります。

まず、コカインを溶かした水と砂糖を溶かした水をモルモットに飲ませます。その後に、モルモットの前に、コカインを溶かした水と砂糖を溶かした水を置くと、どちらを選ぶか。モルモットは、砂糖を溶かした水を選びます。

糖質依存は、その常習性が問題になっている麻薬への依存を超えるのです。女性が

運動療法＋食事療法による効果

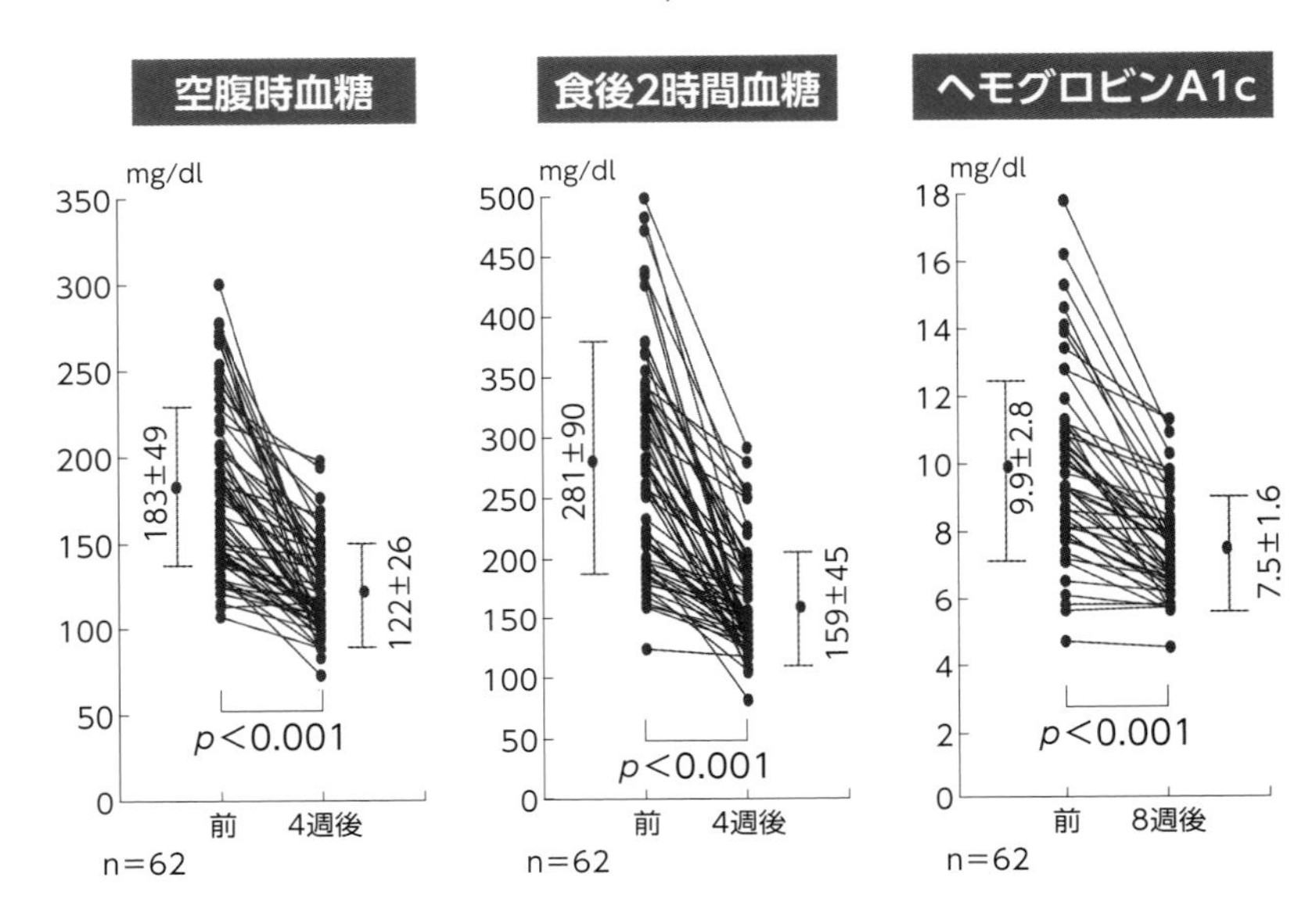

※宇佐見啓治：肥満を伴うNIDDM患者に対する筋力トレーニングの効果について。
第15回日本肥満学会記録，103-105，1994

甘いものがやめられないのは、ある意味、糖質中毒になっているといっていいでしょうね。

糖質依存体質になっている私たちに、まったく糖質を摂らない生活は無理だと思います。ラーメンが好きな私も、糖質抜きの食事はつらいものがあります。実際、糖質を含んでいる食事はおいしいものが多いですからね。**極端な糖質制限は、ストレスになるだけ。**それどころか、せっかくの食事療法が継続できなくなります。

糖尿病を改善したり、予備群から抜け出したりするために、そこまでストイックになる必要はありません。
7秒スクワットを続ければ、夕食のごはんを茶碗一杯がまんするだけで十分。それだけで血糖値は下がり、正常範囲で安定するようになります。食事療法は、運動療法とセットで考えるようにしましょう。

運動療法＋食事療法を4週間しっかり続ければ、空腹時血糖値、食後2時間血糖値、ヘモグロビンA1cという糖尿病の指標とされる数値すべての良化が期待できます。

糖尿病治療の画期的な新薬は薬を使った糖質制限

糖尿病の薬物療法を劇的に変えるといわれる新薬が開発されました。
SGLT2阻害薬です。
この薬は、薬を使った糖質制限ということもできます。

これまでの薬は、すい臓を刺激してインスリンの分泌を増やしたり、肝臓、筋肉、脂肪の細胞にアプローチしてインスリン感受性を高めたりすることで血糖値を下げていました。

また、インスリン治療は、体の外からインスリンを投与して、血糖値を下げていました。

どちらも、血液のなかに大量のインスリンが投入されることになるため、細胞にブドウ糖が取り込まれる確率は高くなります。

ただし、この方法にはひとつ問題がありました。

それは、**インスリンのカギは、筋肉だけでなく、脂肪の細胞の扉も開けてしまうこと**です。つまり、しっかり糖質をコントロールする食事制限をしておかなければ、太ってしまうということです。

とくに、すい臓を刺激するタイプの薬の場合は、太ることでインスリン感受性を低下させるだけでなく、休ませなければならないすい臓にさらに負担をかけることにな

これまでの治療薬

すい臓に働きかけてインスリンの分泌を促したり、脂肪組織や筋肉、肝臓などに働きかけてインスリン感受性を高めたりして、ブドウ糖の細胞への取り込みを高め、血糖値を下げます。

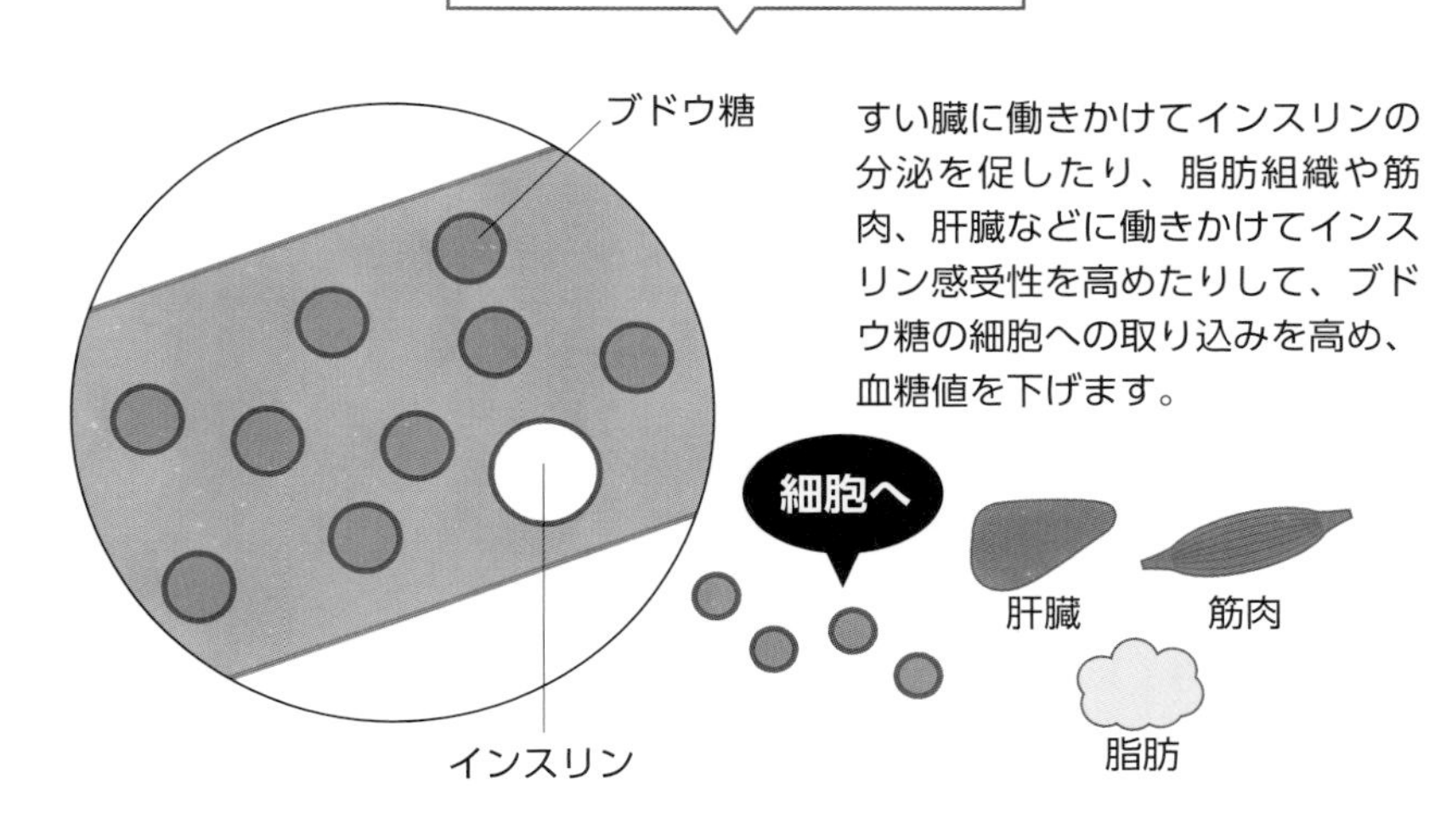

SGLT2阻害薬

腎臓に働きかけて、血中にあふれているブドウ糖を尿中に排出して血糖値を下げます。

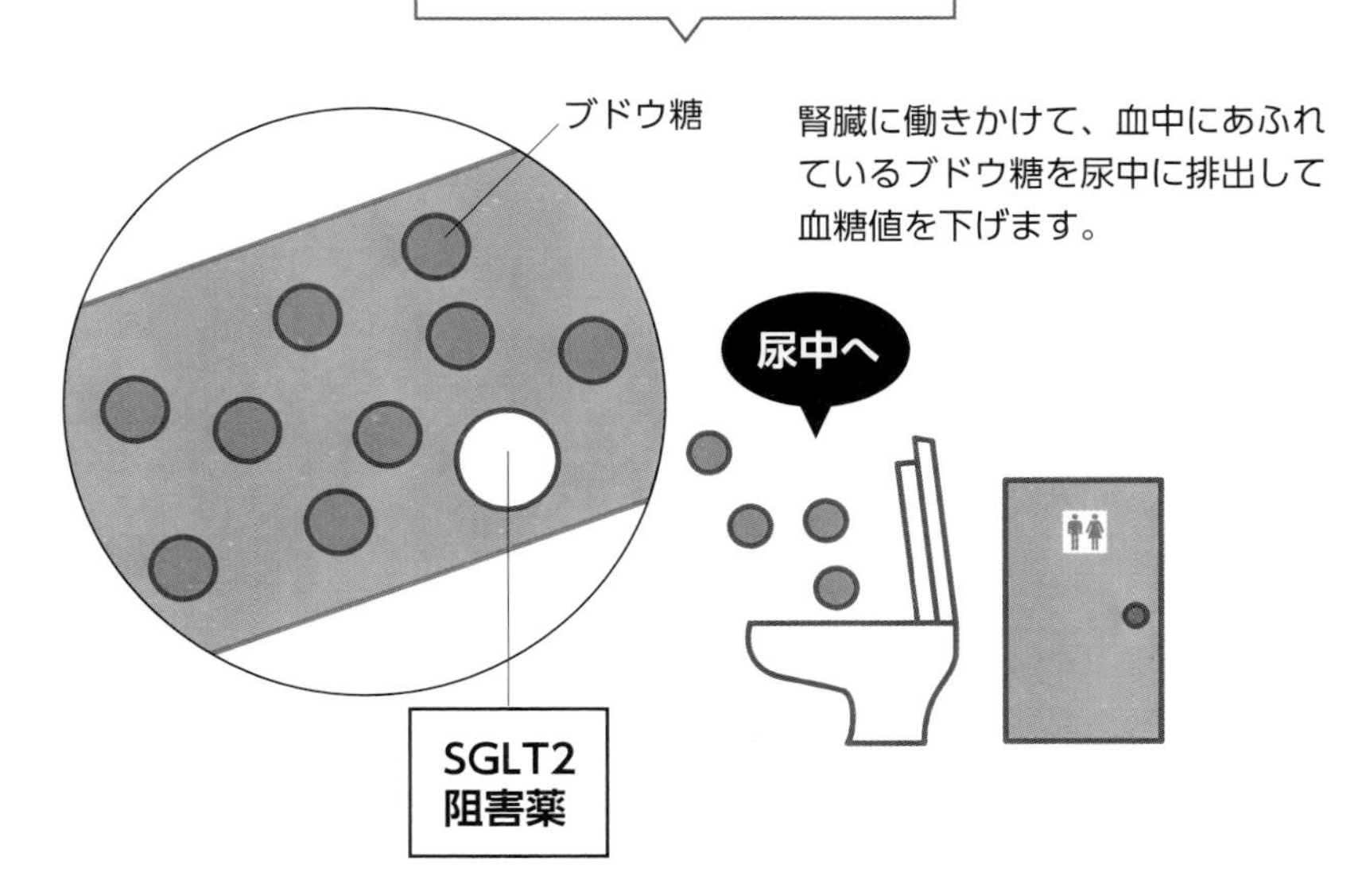

ります。

一方、ＳＧＬＴ２阻害薬は、まったく異なる方法で血糖値を下げます。**ＳＧＬＴ２阻害薬は、血液のなかにあふれているブドウ糖を細胞に取り込ませるのではなく、体の外に出してしまう**のです。

腎臓(じんぞう)に作用して、過剰な糖を尿として排出します。体内に余分な糖質を残さないということですから、薬を使った糖質制限ということもできます。

ＳＧＬＴ２阻害薬は副作用が少なく、血糖値を下げるだけでなく心不全や腎臓病、脂肪肝の予防にも効果があるとして世界的に注目されています。

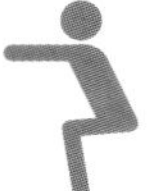

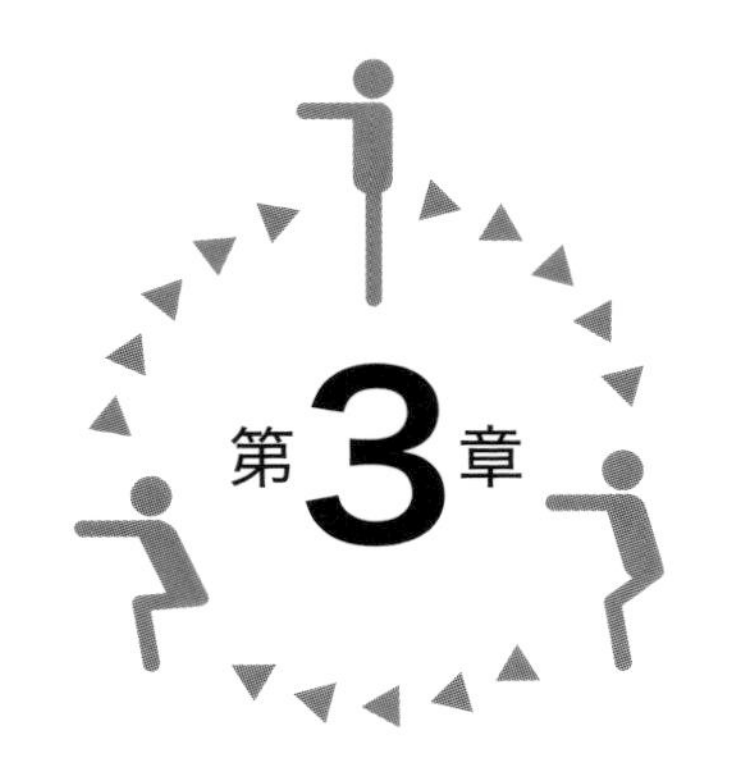

第3章

実践者も驚いた！
7秒スクワット効果

糖尿病の改善に成果を上げた7秒スクワット

私が糖尿病の運動療法としてスクワットを取り入れたのは、1994年頃のことでした。すでに25年が経過したことになります。そして、いまの「7秒スクワット」が完成したのが約10年前。以降、外来で訪れる患者さん一人ひとりにスクワットのやり方を指導し、クリニックで開催している運動教室や自宅で健康のためにスクワットを続けていただいています。

考案してから**25年という長い間継続できたのは、スクワットが糖尿病の改善に大きな成果を上げたことが最大の理由**です。もちろん、私を信じて患者さんがスクワットに取り組んでくれたことも大きな要因のひとつです。

7秒スクワットは、実際どれだけの効果があるのでしょうか？　第3章では、私が指導した患者さんのなかから9人の体験談を紹介したいと思います。

血糖値の改善だけでなく、肩こりも解消

山本恵美子さん（仮名） 73歳・女性

私が宇佐見先生のクリニックを訪れたのは、健康診断で血糖値が高いことがわかったからでした。

体がだるい日が続いて、それまではテキパキとこなしていた家事もやる気が起きない。**健康のためにウォーキングを週に3回、それからフォークダンスも続けていましたが、なにか体がすっきりしない。**それで、健康診断を受けてみたのです。

すると、空腹時血糖値が186㎎／dℓ、ヘモグロビンA1cは7・9％。見事に糖尿病型の数値でした。糖尿病にくわしい友人に相談すると、「病院へ行ったら、もしかすると入院、少なくともインスリン注射をはじめることになるでしょうね」。

入院も、インスリン注射もやりたくない。

そこで、スクワットで糖尿病が改善するという宇佐見先生のクリニックを訪れることにしたのです。

最初からスクワットで血糖値が改善すると信じていたわけではありません。それまでウォーキングやフォークダンスを10年以上も続けていたわけですから、「7秒スクワットでもどうかなあ」という不安はありました。

それもあって、先生には血糖値が下がる薬も処方してもらいました。後から先生に聞いた話ですが、7秒スクワットだけでは不安だからという理由で薬をお願いする人は多いようです。

それから先生から食事についてひとつだけ言われたのが、**「夕飯のときは白米を食べないこと」**。白米が大好物の私にとってはストレスでしたが、入院もインスリン注射もせずに、血糖値を下げるにはがまんするしかないですよね。

つまり**私の糖尿病対策は、7秒スクワットと夕飯の白米抜き、そして血糖降下薬**だったということです。

7秒スクワット効果は3カ月で現れました。

空腹時血糖値が117㎎／dℓに、ヘモグロビンA1cが6・4％に改善したのです。

それから**血糖値が安定するようになって2カ月経ってからは、薬の服用も止めました。**

それでも血糖値が高くなることはありません。

7秒スクワット効果はそれだけではありませんでした。長年悩まされていた**肩こりが解消**してしまったのです。それに、7秒スクワットをした夜は、とにかく**ぐっすり眠れます。**

さらにいえば、**下半身の筋力もついてきた**ようです。先日、階段から滑り落ちるというアクシデントがありましたが、骨が折れることもなく、10日くらいで痛みもなくなりました。筋肉は鍛えると、70歳を過ぎても強くなるんですね。

7秒スクワットは体が動く限り、いつまでも続けていきたいと思っています。

○7秒スクワット効果（3カ月後）

・空腹時血糖値　186mg／dℓ　↓　117mg／dℓ

・ヘモグロビンA1c　7.9％　↓　6.4％

・体重　63kg　↓　56kg

・肩こり解消

・下半身の筋力アップ

7秒スクワットでコレステロール値まで基準値に

田中朱美さん（仮名） 70歳・女性

週1～2回ウォーキングを運動習慣としてきた私でしたが、定期的に行っていた**健康診断で「要医療」という結果に。**空腹時血糖値とヘモグロビンA1c、そしてLDL（悪玉）コレステロール値が高いことが発覚したのです。

健康診断以外で病院へ行くことが少なかった私としては、薬を飲むことにさえ抵抗があったので、宇佐見先生に相談することにしました。

はじめて7秒スクワットの動作を見たときは、ひざに痛みがあった私は「無理かな」と思いましたが、先生の指導通りにゆっくり動作してみると痛みが出ません。そこで早速、翌日から週2回のスクワット。すると、**2カ月で驚く成果がありました。**

なんと、**空腹時血糖値もヘモグロビンA1cも、LDLコレステロール値も、すべて基準値にまで戻っていた**のです。先生の指導で塩分や炭水化物の摂り過ぎには注意しましたが、それ以外にやったことは7秒スクワットだけ。それで、この結果ですからびっくりしましたね。

それから夜中にトイレに行く回数も3回から1回に減りました。寝ているときに何度も尿意で起きてしまっていたのは、糖尿病の影響だったのでしょう。これもスクワット効果と言っていいと思います。

要医療という結果を受けたとき、安易に薬に頼らず、7秒スクワットと食生活の改善で血糖値もコレステロール値も改善したことに本当に感謝しています。

○7秒スクワット効果（2カ月後）

・空腹時血糖値　117㎎／dℓ　↓　95㎎／dℓ
・ヘモグロビンA1c　6.9％　↓　6.1％
・LDLコレステロール　149㎎／dℓ　↓　129㎎／dℓ
・夜間にトイレに行く回数が減少
・ひざの痛みが軽減

糖尿病を克服してメタボ体型からすっきり体型に

池本豊さん（仮名） 63歳・男性

生活習慣病検診で指導を受けて放置していたところ、3年後の**人間ドックで糖尿病と診断される**ことになります。しかも、治療が必要なレベル。その頃の私は、見た目も「生活習慣病」そのもの。お腹がぽっこりで、年々ズボンとシャツがきつくなる完全なメタボリックシンドロームでした。宇佐見先生に会ったのは、まさにその頃のことです。

先生に最初に言われたのは、**「糖尿病は薬を服用せずに運動だけで克服できる」**。糖尿病は一度なってしまうと治る病気ではなく、一生付き合っていかなければならないと聞いていたので、その言葉をにわかには信じられませんでした。

それでも7秒スクワットに取り組んでみようと決めたのは、先生自身が実践している運動療法だったからです。それと、一度でも薬に頼ると薬漬けになってしまうかもしれないという恐怖があったからです。そのときの**私の心境は、「藁(わら)にもすがる思い」**と言ったほうが正しいかもしれません。

私はひとりでは続ける自信がなかったので、先生が開催している運動教室に参加するようにしました。結果的に、これは正解でした。気が向いたときに散歩するくらいしか運動習慣がなかった私は、最初の頃はうまく7秒スクワットができなかったからです。

ゆっくり行っているようでも、つい早くなったり、ひざがつま先よりも前に出てしまったり、前かがみになってしまったり。間違った姿勢や動作をまわりの人に指摘していただいたことで、少しずつ正しい姿勢で動けるようになりました。

7秒スクワットの効果はすぐに現れました。 1週間くらいが過ぎた頃、風呂上がりに鏡を見ると、なんとなくお腹まわりが凹んできた気がします。体重計に乗ると、なんと1kg減。**1カ月後の検診でも、すべての数値が人間ドックのときより下がっていました。** この段階で、私は7秒スクワット効果を確信することになります。その後も継続できた大きな理由ですね。

いまでは週3回の7秒スクワットが習慣になっています。月曜日と金曜日は運動教室で、水曜日は自宅で行っています。もちろん食事にも気を配っています。炭水化物の摂取を控えて腹八分目。お腹がいっぱいになるまで食べていた私としてはストレスを感じることもありますが、ずいぶん慣れてきました。

おかげで、**検診の数値が基準値に安定しているのは当然として、体型もすっかり変わりました。** 洋服のサイズがLからMに。昔の洋服が着られるようになりました。体が軽くなったことで、登山や卓球、バドミントンなどのスポーツも楽しめています。**「7秒スクワットに助けられた」。** これがいまの私の正直な気持ちです。

○7秒スクワット効果（2カ月後）

- **空腹時血糖値　142mg／dℓ　↓　110mg／dℓ**
- **ヘモグロビンA1c　7・2％　↓　5・4％**
- **体重　67・8kg　↓　60・7kg**
- **体脂肪　23・1％　↓　17・7％**

7秒スクワットでインスリン注射を回避

大久保幸造さん（仮名） 83歳・男性

のどに異常な渇きを覚えるようになったのは、2年半前のことでした。お茶を何度飲んでも、のどが渇いている状態が続きます。そうしているうちに、体重が急に減少してしまいました。体重を落とすために運動をはじめたわけでもなく、食事を抑えるようになったわけでもありません。

がんにでもなったのではないかと思い、心配で病院を受診してみることにしました。

医師から告げられた病名は、糖尿病。

ヘモグロビンA1cが基準値をはるかに超える9・5％だったため、血糖降下薬を処方されました。そして言われたのは、「この薬で血糖値が下がって安定しないときは、インスリン注射を打つ必要がありますね」。**注射が大嫌いな私は、どうしてもインスリン注射は避けたい。**

家族に相談して、すすめられたのが宇佐見先生でした。

自覚することはありませんでしたが、メタボなのに下半身の筋肉が衰えている状態は、先生曰く、糖尿病の悪しき温床らしいです。

はじめての7秒スクワットは、80歳の私には少々厳しい運動でした。がんばって7回がやっと。10回できるようになったのは、運動教室に通いはじめて1カ月が経過したころです。

それから5カ月後、うれしい検査結果が届きます。**9・5%だったヘモグロビンA1cが正常範囲の6・4%まで低下**したのです。これで、インスリン注射を打つ必要はありません。しかも7秒スクワットを続けたことでメタボも解消し、足腰の肉づきもよくなりました。80歳を過ぎても筋肉って強くなるんですね。

○7秒スクワット効果（6カ月後）

・空腹時血糖値　406mg／dℓ　↓　91mg／dℓ
・ヘモグロビンA1c　9・5%　↓　6・4%
・体重　86kg　↓　83kg

7秒スクワット3カ月で血糖値が急改善

須藤今日子さん（仮名） 53歳・女性

宇佐見先生のクリニックにお世話になってからもう15年が経ちます。先生に診てもらうようになったのは、糖尿病ではなく高血圧。少し血圧が高めだったので、降圧薬を処方してもらっていました。

そんな私が、慌てて先生のところを訪れたのは、**会社の健康診断で血糖値の異常を指摘されたから**でした。空腹時血糖値が374mg、ヘモグロビンA1cが10・7％。いずれも正常値をはるかに超える数値だったのです。

先生は私のふだんの生活を聞いて、それは糖尿病を発症するでしょうという顔をしていました。

食事は、パンや麺類などの糖質が中心。運動習慣はほとんどなく、外出するときもほとんど車。これだけ**運動もせずに糖質を摂り過ぎれば、血糖値が上がるのは仕方が**

ないということでした。

先生からは、まず糖質を減らして肉や魚、卵、大豆食品を摂るように指導されました。そして、血糖値があまりに高かったので血糖降下薬も処方されました。それから7秒スクワットです。

先生から7秒スクワットの指導を受け、運動教室に通いはじめました。**体を動かす習慣がなかったので最初は戸惑いましたが、慣れてくると体を動かすのは楽しいものですね。**7秒スクワットをしているだけで健康になっているような気がしてきます。

結果はというと、**3カ月後にうれしい数値になりました。**空腹時血糖値が110mg／dℓ、ヘモグロビンA1cが6・3％に急改善。その1カ月後には、薬の服用もとりやめ。驚きの成果に先生も喜んでいましたね。

○7秒スクワット効果（3カ月後）

・空腹時血糖値　374mg／dℓ　↓　110mg／dℓ

・ヘモグロビンA1c　10・7％　↓　6・3％

なかなか下がらなかった数値があっさり降下

米野定孝さん（仮名） 71歳・男性

私は、実は宇佐見先生のクリニックを訪れる前に、別の病院で糖尿病の治療を続けていました。しかし、**ヘモグロビンＡ１ｃの数値が正常値に安定することがなかった**のです。そのときの治療は、血糖降下薬のみ。想像したのは、「このままだとやがてインスリン注射になり、そして透析」という最悪のシナリオ。この流れだけはどうしても避けたいと必死に探してたどり着いたのが宇佐見先生でした。

先生に相談すると、「7秒スクワットで改善できますよ」とあっさり。先生を信じて7秒スクワットに取り組んだら、**３カ月後には、あれほど下がらなかった数値が低下**。その後も数値が安定しているので、そろそろ薬をやめようかと思っています。

○7秒スクワット効果（3カ月後）

・ヘモグロビンＡ１ｃ　６・４％　↓　６・０％

7秒スクワットだけで糖尿病を改善

阿部裕二さん（仮名） 39歳・男性

6・9％だったヘモグロビンA1cの数値が、11・1％に急上昇したのは2年前のことでした。宇佐見先生には高血圧でお世話になっていたので早速相談したところ、慢性的な運動不足が原因で全身の筋肉が衰えたのではないかということでした。

数値だけで判断すると、ふつうなら入院治療。しかし先生は、30代であることと、インスリンの分泌能力はあるとの判断で、**7秒スクワットだけで改善しよう**ということになります。私は入院するのは嫌だったので、週2回、真剣に7秒スクワットに取り組みました。すると、再診で先生のクリニックを訪れる度にヘモグロビンA1cの数値が低下。**5カ月後には5・4％で安定する**ようになりました。先生には感謝ですね。

○7秒スクワット効果（5カ月後）

・ヘモグロビンA1c　11・1％　↓　5・4％

3カ月でヘモグロビンA1cがほぼ基準値に

増田智子さん（仮名）63歳・女性

東日本大震災の影響で野菜づくりができなくなり、工場でパート勤めをするようになって数年が経ってからのことでした。健康診断で糖尿病を指摘されてしまったのです。**ヘモグロビンA1cが8・3%。**ただちに治療を受けるように言われました。そこで訪れたのが宇佐見先生のクリニック。

先生によると、糖尿病の原因は、工場勤めで体を動かすことが少なくなったことに加え、ストレスで食事量が増えたことでした。早速、糖質を減らす食事に改め、7秒スクワットをはじめたところ、**2カ月後には7%、3カ月後には6・5%に**ヘモグロビンA1cが低下。薬を使わずに改善できたことは本当に良かったと思っています。

○7秒スクワット効果（5カ月後）

・ヘモグロビンA1c　8・3%　↓　6・5%

血糖値改善に加えて体重マイナス17kg

西田隆文さん（仮名） 44歳・男性

宇佐見先生のクリニックを訪れたときの私の体重は、１００kg。肥満体型です。しかも、糖尿病の合併症のひとつであるＥＤ（勃起不全）も発症していました。それでも先生は「大丈夫。改善できるから」と声をかけていただいたことを覚えています。治療は、糖質制限による食事療法と血糖降下薬の服用、そして7秒スクワット週2回の運動療法。効果はすぐに現れましたね。**ヘモグロビンＡ1ｃは毎月1～2％のペースで低下**し、４カ月後には６・８％まで下がりました。**そして体重は、17kg減**の83kg。薬の服用をやめるのも時間の問題ですね。

○7秒スクワット効果（4カ月後）

・ヘモグロビンＡ1ｃ　11・8％　↓　6・8％

・体重　１００kg　↓　83kg

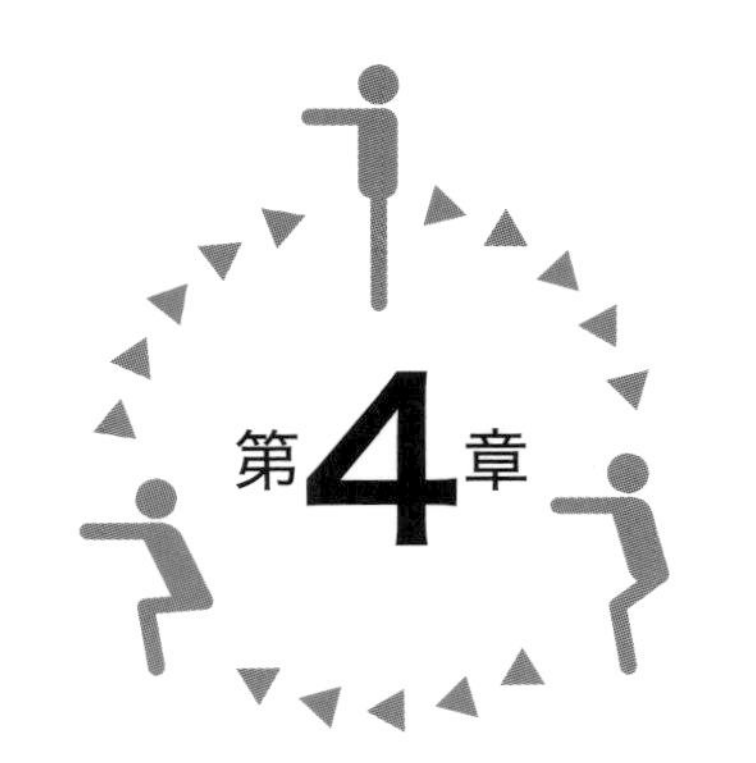

第4章

長生きしたければ、ダイエットより筋トレ

いつまでも元気で動ける体をつくる7秒スクワット健康法

7秒スクワットは、糖尿病を改善するだけではありません。健康で長生きできる体をつくることにもなります。

みなさんは、「フレイル」や「サルコペニア」「ロコモティブシンドローム」といった言葉を聞いたことがありますか?

最近はメディアでも取り上げられることが多いので、耳にしたことがある人もいると思います。フレイルとは病名ではなく、加齢によって体も心も衰えてしまっている状態のことをいいます。

フレイルになると病気にかかりやすくなったり、ケガに弱くなったり、些細(ささい)なストレスに耐えられなくなったりするなど、介護が必要な生活につながりやすいといわれています。

フレイルとサルコペニアと
ロコモティブシンドローム

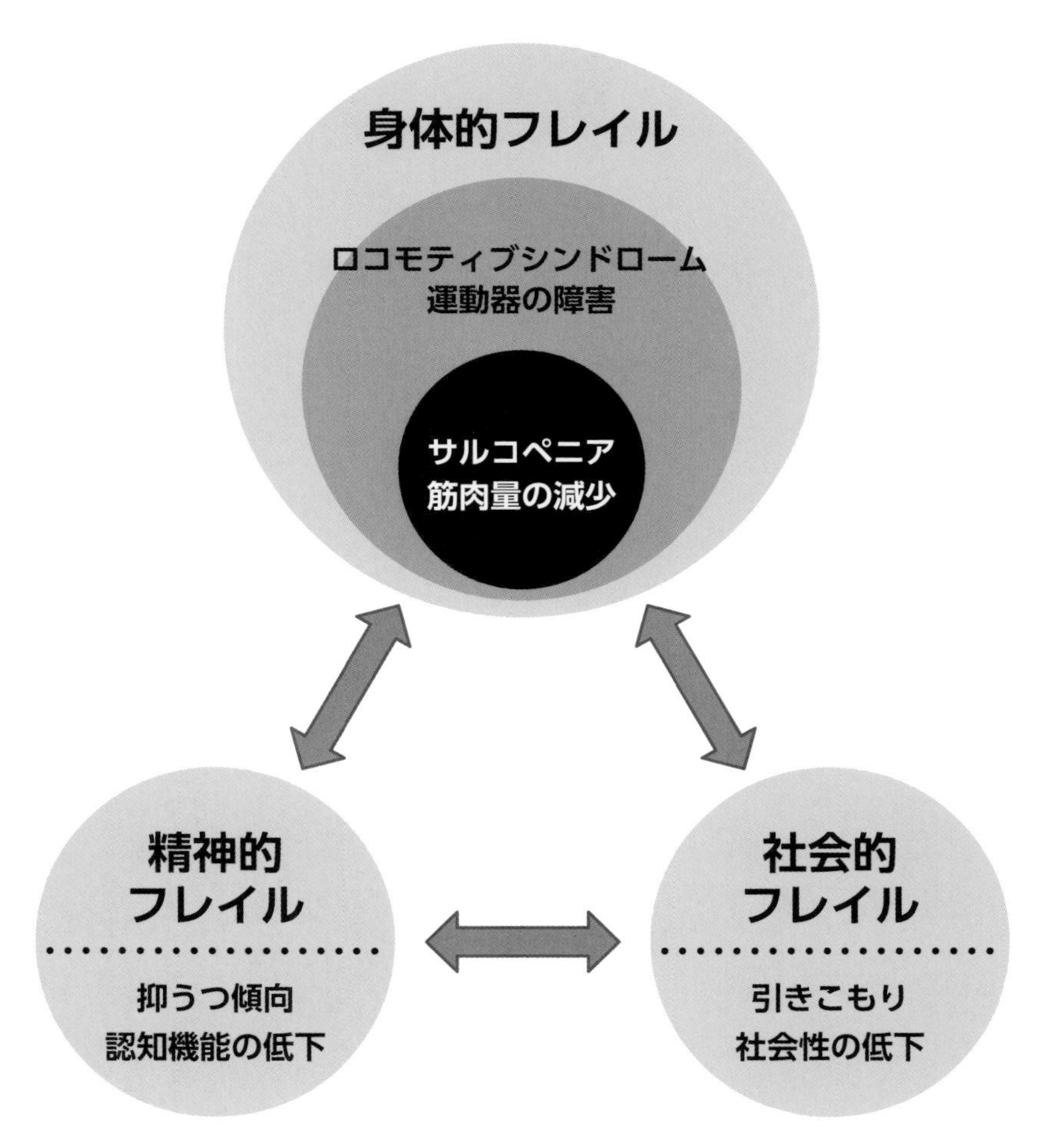

サルコペニアとは加齢によって筋肉が著しく衰えている状態のことをいい、**ロコモティブシンドロームとは筋力低下だけでなく、関節の劣化、バランス能力の低下によって運動機能が低下している状態**のことをいいます。

フレイルとの違いは、サルコペニアやロコモティブシンドロームは、身体機能に限定しているところです。

しかし、サルコペニアやロコモティブシンドロームをきっかけに、フレイルになるリスクは高くなります。

というのは、筋力や運動機能が衰えて活動量が減ると社会との接点が少なくなり、心の状態が悪くなっていくからです。また、活動量が減ることで食事量が減り、慢性的な低栄養状態に陥り病気に弱い体になっていくからです。

筋肉量を維持する7秒スクワットは、サルコペニアやロコモティブシンドロームの予防、要するにいつまでも元気で動ける体をつくるトレーニングにもなるのです。

健康で長生きしたいなら脂肪を減らすより筋肉を鍛える

筋肉量の減少と肥満は、死亡のリスクを高めます。

ある調査によると、40～80歳までに筋肉は男性で10・8%、女性で6・4%減少し、内臓脂肪は男性で42・9%、女性で65・3%も増えるといいます。そして、医学雑誌『Lancet（ランセット）』の約400万人を対象とした大規模調査によると、過度の肥満は死亡率を171%増加すると報告されています。

次ページの図は、筋肉量と脂肪量のマトリックスです。

このマトリックスで、もっとも死亡率が低くなるのは、筋肉量が多くて、脂肪量が少ないエリア（図内Ⓓ）。逆に、もっとも死亡率が高くなるのは、筋肉量が少なくて、脂肪量が多いエリア（図内Ⓐ）です。

このことからわかるのは、**健康で長生きしたいなら、筋肉量を増やす筋トレと脂肪**

筋肉が少なく、脂肪が多いと
もっとも死亡率が高くなる

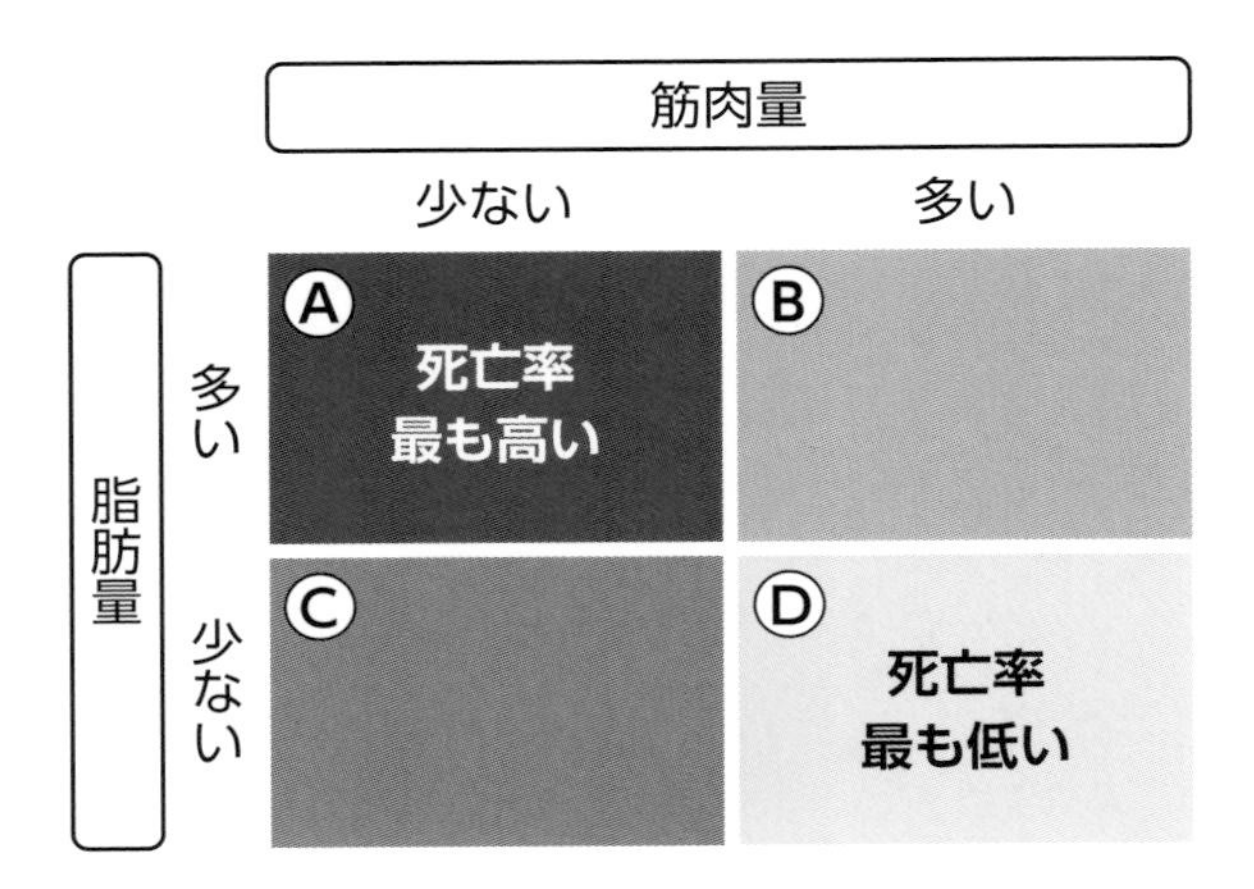

筋肉も脂肪も多いほうが、
筋肉も脂肪も少ないほうより死亡率が低い

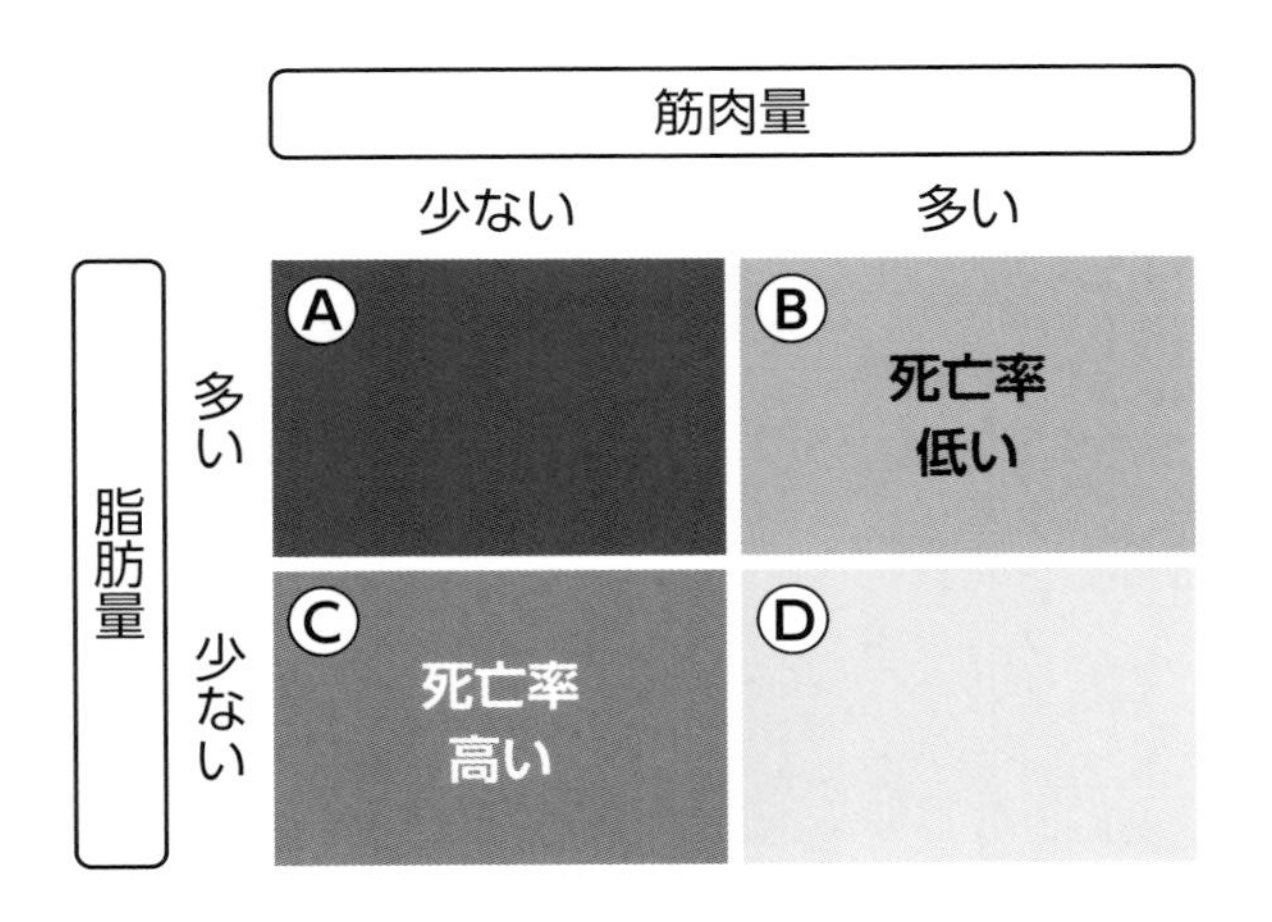

を減らすダイエットが必要だということです。

しかし長生きのためとはいえ、筋トレとダイエットの両方をはじめるのは、たいへんですよね。ましてや運動習慣がない人や高齢の人だと、両方と聞いただけであきらめるかもしれません。

それでは、筋肉量が多くて脂肪量も多いグループと、筋肉量が少なくて脂肪量も少ないグループでは、死亡率が低いのはどちらだと思いますか？

イギリスで約40万人を対象とした調査によると、死亡率が低かったのは、筋肉量が多くて脂肪量も多いグループ。つまり、**どちらかひとつを選ぶとするなら、ダイエットより筋トレ。**

健康で長生きしたいなら、脂肪を減らすより、筋肉を鍛えるほうが先なのです。

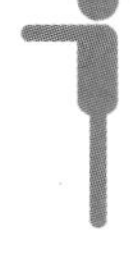

7秒スクワットは糖と脂肪にダブルで効いて肥満解消

7秒スクワットは、肥満解消にも効果があります。

太るのは、摂ったエネルギーより、消費するエネルギーが少ないからです。

世の中にはいろいろなダイエット法がありますが、分類すると、摂るエネルギーを減らすか、消費するエネルギーを増やすか。前者の代表は糖質制限やカロリー制限、後者は有酸素運動でしょう。

7秒スクワットは、後者・消費するエネルギーを増やす方法になります。

ブドウ糖の取り込み量のところで述べたように、糖質を消費する最大の器官は筋肉です。**加齢や運動不足などで筋肉が少なくなると、それだけ消費するエネルギーは少なくなります。**

食事量が変わらなければ、どんどん太るということです。

筋肉量を維持できる7秒スクワットが習慣になれば、消費するエネルギーをキープできるため、少しだけ食事を減らせばやせることになります。

そもそも**有酸素運動は、ダイエットには「諸刃の剣」であることを覚えておいてください。**「やせたかったら歩くな」という方もいるほどです。

有酸素運動が脂肪を燃焼するのは事実です。運動するエネルギーをつくるために、体内に溜まっている脂肪を燃やしてくれるからです。しかし、**有酸素運動を続けるほど、太りやすい体をつくることにもなります。**

人間が農耕民族ではなく狩猟民族だった頃は、できるだけ少ないエネルギーで動ける体が理想でした。

その日使わずに残ったエネルギー源は体の中に蓄積しておく。

余ったブドウ糖を脂肪として体内に蓄えるのは、その頃にできた仕組みと考えられています。

少ないエネルギーで動ける体とは、体の隅々まで神経を研ぎ澄ませ、エネルギーを無駄使いしない体です。有酸素運動がつくる体というのが、まさにこの体。**やればやるほど、エネルギーを使わない体をつくることになります。**

人の体を車にたとえるとわかりやすいかもしれません。

有酸素運動でつくる体は省エネ型の車で、筋力トレーニングなどの無酸素運動でつくる体は、１０００cc程度の排気量のコンパクトカーから３０００ccを超えるスポーツカーになるようなものです。

体脂肪は、車でいえばガソリンに匹敵します。同じ量のガソリンを消費しようとしたら、省エネ型の車はひたすら走るしかありません。逆にスポーツカーは、走行中はもちろん、アイドリング中もガソリンをどんどん消費します。人でいえば、何もせずにごろごろしていても、体脂肪がどんどん減っていくということです。

どちらが太りにくい体かといえば、スポーツカー。逆に省エネ性能が高くなればなるほど、同じエネルギー量を摂ったとしたら太りやすくなるということです。ひたすら走り続ければガソリンを減らせますが、何時間も有酸素運動を続けるのは現実的ではありません。高齢者や肥満気味の人は、なおさら厳しいでしょう。

筋肉を鍛えて骨の老化を防ぎ骨折・転倒を回避する

7秒スクワットは、寝たきりの回避にもつながります。

先ほど述べたサルコペニアやロコモティブシンドロームが介護生活につながるのは、筋肉や運動機能が衰えると、骨折・転倒のリスクが高くなるからです。

介護が必要になった原因は、1位脳卒中、2位認知症、3位高齢による衰弱、そして4番目にくるのが転倒による骨折です。

高齢者が転倒する場所で多いのは、家の中。

わずかな段差につまずいたり、バランスを崩したり、筋肉や運動機能が衰えたりすると、ちょっとしたことで転倒するようになります。そして、健康な人には想像できないでしょうが、実に簡単に折れてしまいます。

高齢者の骨折・転倒が怖いのは、ある日突然入院生活がはじまり、そのまま寝たきり生活になる可能性があることです。

高齢者が転倒して簡単に骨折してしまうのは、骨が老化しているのも原因です。

骨も筋肉と同じように加齢とともに衰えます。

特に女性の場合は、閉経とともに女性ホルモンの分泌量が減ると、その老化スピードが加速します。骨がもろくなる骨粗しょう症が女性の病気といわれる理由です。

骨の老化を防ぐためにも、筋肉を維持することが重要になります。

介護が必要になった原因

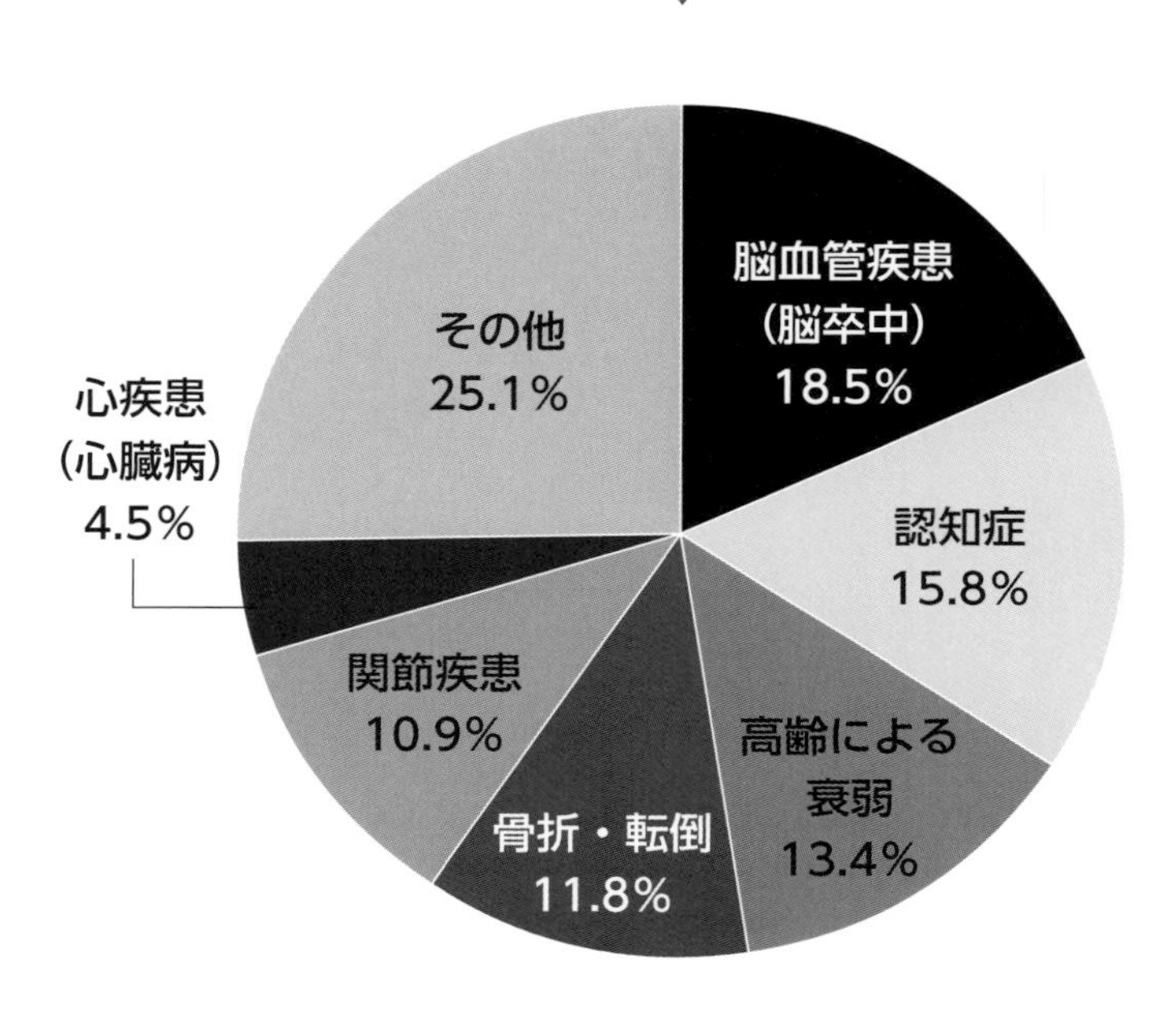

※厚生労働省「平成25年国民生活基礎調査」より作成

丈夫な骨を維持するには、骨に刺激を与えること。そのためには、運動できるだけの筋肉を維持することなのです。

いつもより少しでも多く歩く、軽く走る、階段を上るだけでも、丈夫な骨を維持することにつながります。

寝たきり生活を回避するには、筋肉を鍛えて、動ける体を維持すること。

7秒スクワットなら、週2回。それだけで骨折・転倒を予防できます。

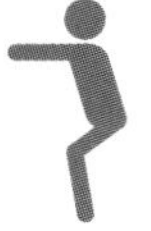

動ける体が脳を刺激することで認知機能の低下を防ぐ

動ける体を維持することは、認知症予防にもつながります。

日本の全人口の約４分の１は、65歳以上。１００歳以上は、なんと7万人を超えています。人生１００年時代は現実のものとなってきました。

この高齢社会と切り離せないのが、認知症です。平成29年度の高齢白書によると、**２０２５年には５人に１人が認知症**になると推計されています。7秒スクワットは、この認知症予防にもつながります。

認知症の原因はまだ解明されているわけではありませんが、ひとつは運動機能が衰えることで行動範囲が狭くなることだといわれています。

体を動かすことが減り、人と話す機会も減ることで、脳への刺激が少なくなるからではないかと考えられています。

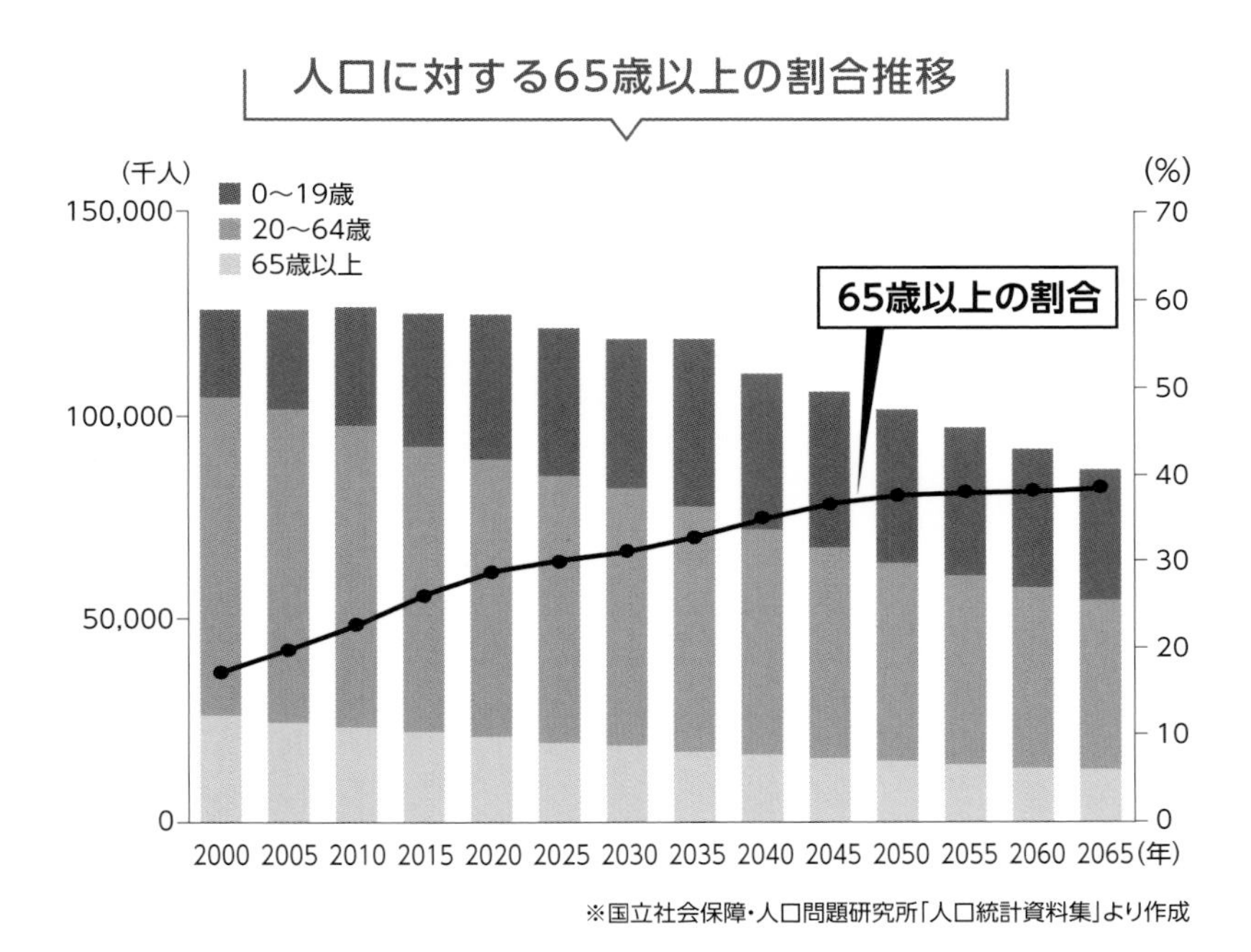

※国立社会保障・人口問題研究所「人口統計資料集」より作成

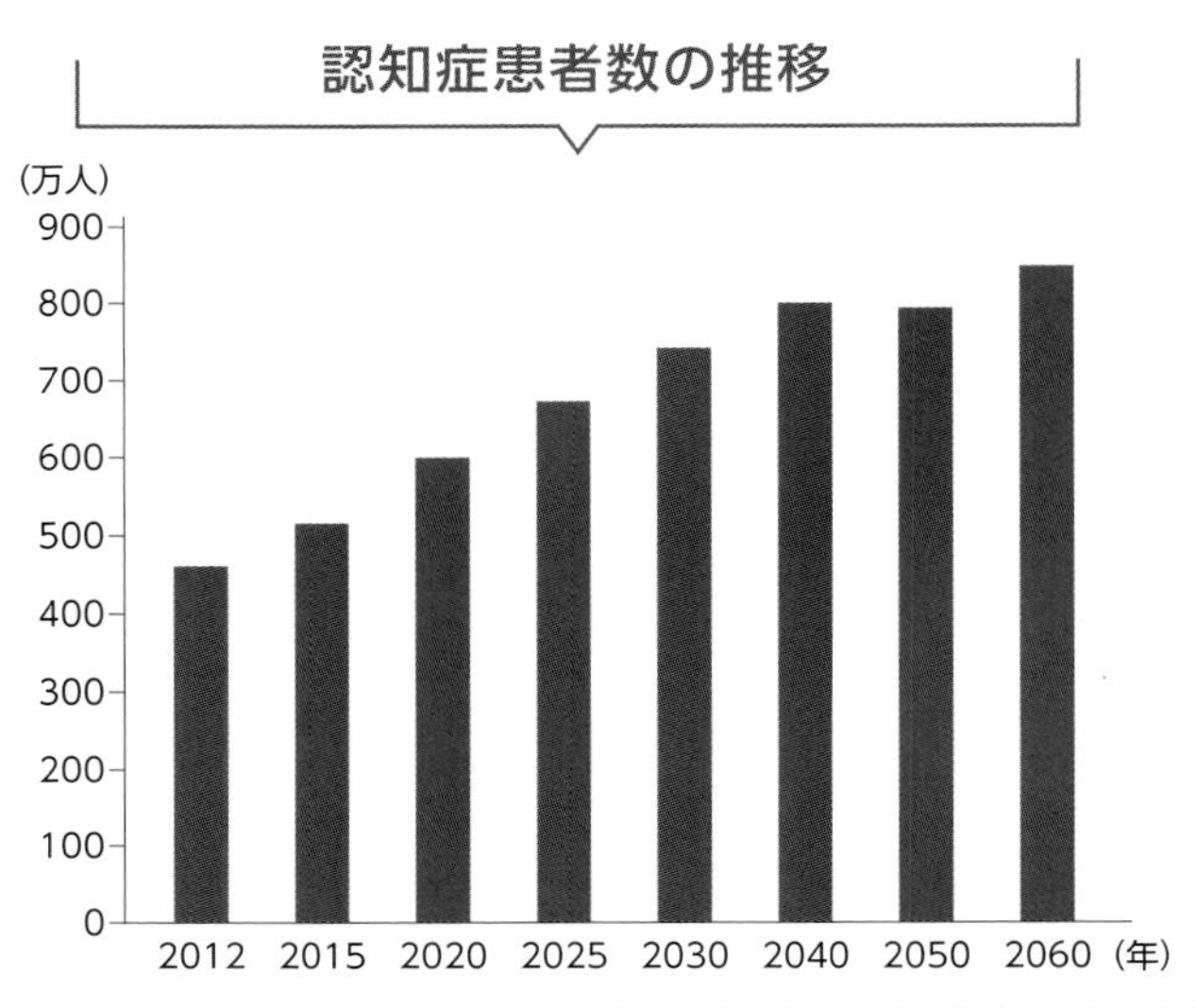

※「日本における認知症の高齢者人口の将来推計に関する研究」より作成

最近は、運動による認知機能の向上について盛んに研究が進められていて、筑波大学の研究によると、ウォーキングなどの中強度の運動を10分間行っただけでも脳の認知機能を高めることがわかってきています。

認知症予防の運動プログラムの柱は、ウォーキングなどの有酸素運動になります。ここで忘れてならないのは、**いつまでも歩ける体を維持するには、歩けるだけの筋肉が必要だということ**です。加齢や運動不足などで筋力が衰えてくると、歩くことさえままならなくなります。

そのためにも、体が元気なうちに7秒スクワットで筋肉を維持することが大切なのです。

もし筋肉が衰えて歩けなくなっているなら、7秒スクワットで歩けるだけの筋肉を取り戻すようにしましょう。

脳卒中や心筋梗塞につながる動脈硬化を予防する

血糖値が高い状態が続くと、ブドウ糖が血管を傷つけ、動脈硬化を進行させることになります。最悪の場合は、心筋梗塞（こうそく）や脳卒中などを引き起こす原因になります。高血糖を改善する7秒スクワットは、動脈硬化の予防にもなるのです。

さらに、**7秒スクワットには、筋肉から分泌（ぶんぴつ）されるマイオカインというホルモンの効果も期待できます。**

マイオカインとは、筋肉から分泌されるホルモンの総称で、20種類以上あるといわれています。

その健康効果はまだすべてが解明されているわけではありませんが、動脈硬化を抑制したり、脂肪の分解を促したり、免疫力を高めたりする効果があることがわかってきています。

また、マイオカインには常に分泌されるタイプと筋肉を動かすことで分泌されるタイプがあり、その量を増やすには筋肉量が多い下半身の筋肉を鍛えることだといわれています。

7秒スクワットは、まさにマイオカインを増やすトレーニングでもあるのです。

高血糖状態が続くと、体にとってなにひとつ良いことはありません。肥満体型になりますし、生活習慣病や致命的な病気の引き金になることもあります。その状態を改善するのが、週2回の7秒スクワットです。

しかも、7秒スクワットには、血糖値を下げて安定させるだけでなく、いつまでも元気に動ける体を維持する効果もあります。

糖尿病と診断されたからといってあきらめないでください。血糖値関連の数値が基準値を超えたからといって怖がらないでください。あなたの血糖値は、7秒スクワットでみるみる下がります。

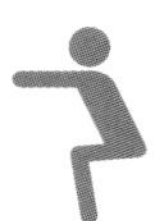

おわりに

私と筋力トレーニングとの出合いは、医師になったばかりの頃にさかのぼります。きっかけは、医局に入って学生時代に6年間続けてきたバドミントンができなくなったことでした。

時間がとれない、相手がいない。

運動を続けてきた自分としては、かなりのフラストレーションです。どうしても、体を動かしたい。そう思って通いはじめたのが、近くのトレーニングジムでした。

筋力トレーニングをはじめたのは、興味があったというわけではなく、偶然、そのジムにはボディビルダーの人が多かったからです。そこで私は、トレーニングで筋肉がつくことの楽しさを覚えることになりました。

余談になりますが、筋トレをはじめてから5年後には、ボディビルの大会に参加することになります。

糖尿病の運動療法としてスクワットを取り入れるようになったのは、筋トレについて知識があったことも大きかったかもしれません。

ただし、7秒スクワットが完成するまでには試行錯誤の連続でした。運動習慣がない人や運動が苦手という人に、治療とはいえ運動をはじめてもらうのはなかなかハードルが高いものです。

簡単にできる。安全にできる。続けられる。

このことを念頭に置きながら、まず考えたことは、どこを鍛えるか。大きな筋肉を鍛えたほうが効果があるだろうと推測すると、太もも、胸、背中か。しかし、鍛える場所が3カ所となると患者が嫌がるし、やろうとしない。そこで、自分の体重を負荷にしてできることから、太ももと胸に絞り、動作は誰でも知っているという理由からスクワットとプッシュアップということにしました。

ここから完成形にいたるまでには15年ほど費やすことになります。

立ったときの足幅は、どれがベストか。7秒スクワットが通常のスクワットより足幅が広いのは、ひざに負担をかけずに効果を最大にするには、足を広げるしかなかったからです。

また、腕を前に出して動作を行うのは、そのほうがバランスを保ちやすくなるからです。スクワットの手の位置は頭に置いたり、腰に置いたりするパターンがありますが、バランスを崩して倒れないためには、腕を前に出すのがベストでした。

呼吸を止めないために声を出しながら動作したり、3〜4秒かけて腰を落としたりするなど……、すべて改良後の形です。

その成果がもっともわかるのは、私のクリニックの運動教室でしょう。

20年も継続し、さらに参加者が増えているのは、安全に続けられる動作であること、また参加者が効果を確認できているからだと思っています。週2回、夕方から実施していますが、30分前にはみなさん集まってきます。そして、みなさん笑顔です。

そんな笑顔を、本書を通して読者の方にも届けられたら幸いです。

追記　〜新型コロナウイルスで未曽有の危機を迎えて〜

新型コロナウイルスは現在のところ軽症で終わるケースが多いと報告されていますが、糖尿病を患っていると重篤化しやすいといわれています。自宅でできる7秒スクワットなら数カ月で血糖値を安定させることができます。糖尿病と診断されている方、血糖値が気になる方に、この7秒スクワットが少しでもお役に立てればと思います。

２０２０年４月　宇佐見啓治

血糖値がみるみる下がる！
７秒スクワット

2020年４月21日　第１刷発行
2024年２月15日　第17刷発行

著　　者　宇佐見啓治
編 集 人　辺土名 悟
編　　集　わかさ出版
編集協力　洗川俊一
装　　丁　下村成子（ヴィンセント）
本文デザイン　下村成子（ヴィンセント）／G-clef
Ｄ Ｔ Ｐ　G-clef
撮　　影　高橋昌也（fort）
モ デ ル　三橋愛永
校　　正　東京出版サービスセンター
発 行 人　山本周嗣
発 行 所　株式会社文響社
〒105-0001　東京都港区虎ノ門２丁目２－５
ホームページ　https://bunkyosha.com
お問い合わせ　info@bunkyosha.com
印刷・製本　株式会社　光邦

ISBN 978-4-86651-202-0

本書は専門家の監修のもと安全性に配慮して編集していますが、本書の内容を実践して万が一体調が悪化する場合は、すぐに中止して医師にご相談ください。また、疾患の状態には個人差があり、本書の内容がすべての人に当てはまるわけではないことをご承知おきのうえご覧ください。